餐厅的美食图片会刺激我们的食欲；香水广告会引起我们嗅闻香味的冲动……五感，就是这样不知不觉、时时刻刻地在影响着我们。

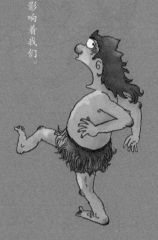

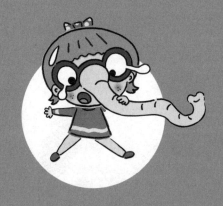

人体五感探险书

# 嗅觉大探险

作者：（韩）朴英秀　　插图：（韩）崔相奎　　翻译：朴红英

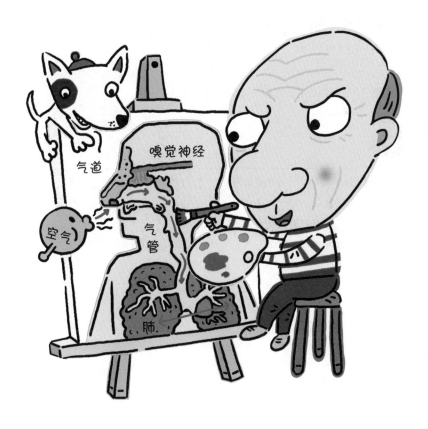

九州出版社 JIUZHOUPRESS | 全国百佳图书出版单位

**著作权合同登记号：图字01-2010-3245号**

本书由韩国英教出版社授权，独家出版中文简体字版

과학과 역사의 오감 시리즈(人体五感探险书第5本～5本：嗅觉大探险：
거짓말을 하면 정말 코가 커질까?)
Text Copyright©2008 by Park Young-Soo / Illustration Copyright©2008 by Choi Sang
Kyu All rights reserved.
Original Korean edition was published by Young-kyo Publishing
Simplified Chinese Translation Copyright©<2010> by
Beijing Jiuzhouding Books Co., Ltd.
Chinese translation rights arranged with Young-kyo Publishing
through EntersKorea Co., Ltd.

**图书在版编目（CIP）数据**

嗅觉大探险 /（韩）朴英秀著 ；（韩）崔相奎绘 ；朴红英译.
- 北京：九州出版社，2010.7（2022.3 重印）
（人体五感探险书）
ISBN 978-7-5108-0569-1

Ⅰ.①嗅…　Ⅱ.①朴…②崔…③朴…　Ⅲ.①嗅觉-
儿童读物　Ⅳ.①R339.12-49

中国版本图书馆CIP数据核字（2010）第114675号

## 嗅觉大探险

| | | |
|---|---|---|
| 作　　者 | （韩）朴英秀 著　（韩）崔相奎 绘　朴红英 译 | |
| 出版发行 | 九州出版社 | |
| 地　　址 | 北京市西城区阜外大街甲35 号（100037） | |
| 发行电话 | （010）68992190/2/3/5/6 | |
| 网　　址 | www.jiuzhoupress.com | |
| 电子信箱 | jiuzhou@jiuzhoupress.com | |
| 印　　刷 | 天津新华印务有限公司 | |
| 开　　本 | 710 毫米×1000 毫米　16 开 | |
| 印　　张 | 11.5 | |
| 字　　数 | 110 千字 | |
| 版　　次 | 2010 年9 月第1 版 | |
| 印　　次 | 2022 年3 月第8 次印刷 | |
| 书　　号 | ISBN 978-7-5108-0569-1 | |
| 定　　价 | 45.00 元 | |

"满足我们的五感吧！"

那是我们能收到的最好的礼物了。因为人的所有感官都得到满足的瞬间，将是一种极大的幸福。

电影预告片总是最终定格在悬念即将解开的关键瞬间，勾起观众继续观看的欲望；商场通过播放音乐悄悄地调节顾客们的脚步；动物园也会在暑假举办与动物亲密接触的活动（触摸动物），让游客体会观览意外的乐趣；香水广告画会引起顾客闻香味的冲动。餐厅的美食图更是会刺激顾客的食欲……五感就是这样不知不觉地影响着我们。

所谓五感是指：视觉、嗅觉、味觉、听觉、触觉等五种感觉，也是人体对外界的感应。只有五感都发挥作用时才能确切把握外界的信息。

由此可见，对五感的认知是非常必要的。人的身体正是因为五感的作用才能够行动自如，有着奇妙的特性。与五感相关的趣事也很多，这也正是我们出版这套"人体五感探险书"的寓意所在。

《嗅觉大探险》一书是对担当着呼吸器官和嗅觉器官的鼻子和感受气味的感觉——嗅觉的解读。

气味是我们人体所获得的最为基本最为重要的情报之一。如果嗅不出剧毒物质散发的气味，或者是鲜美的水果近在咫尺，而人却饿着肚子，那可能过不了多久人就会死亡的。嗅觉是人体生存必要的最优先的感觉。早在很久以前，古罗马作家普劳图斯就说过"狗和野猪的味道是不同的。"可见嗅觉是人类为了生存而启发出来的能力。

人类对于气味的记忆还是比较久远的。尽情享用的美食或者是刺鼻的垃圾的味道，只要去相同的场所就会泛起如同真实感觉一般的错觉。嗅觉对情感的刺激度很强，学习记忆效果也非常显著。

希望通过这本书，我们可以学到有关鼻子的机能和科学原理，以及各种和嗅觉有关的奇闻趣事，对嗅觉的世界能够有全新的认识。

（韩）朴英秀　文化专栏作家

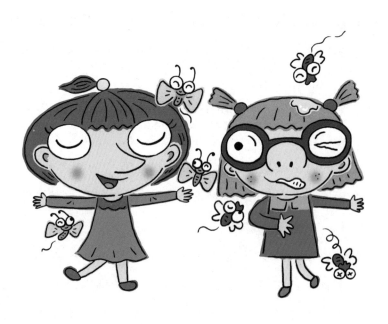

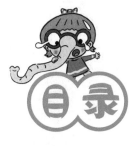

## 目录

### Step 1 闻，鼻子的神奇功能

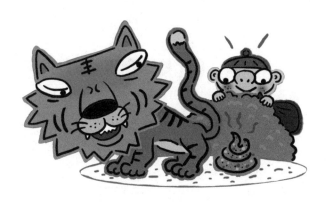

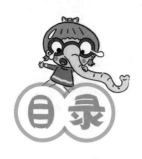

目录

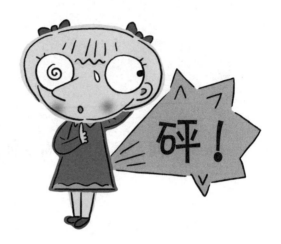

碎！

## Step 2　揭开鼻子和嗅觉的科学真相

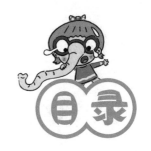

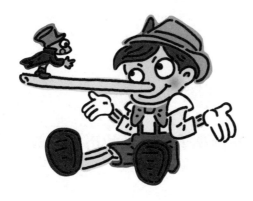

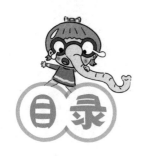

# 目录

## Step 3　发掘鼻子和嗅觉的历史宝藏

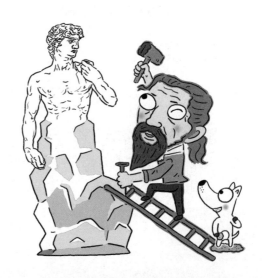

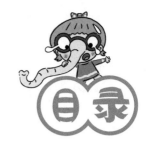

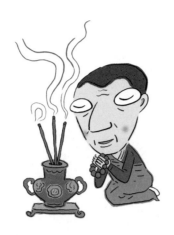

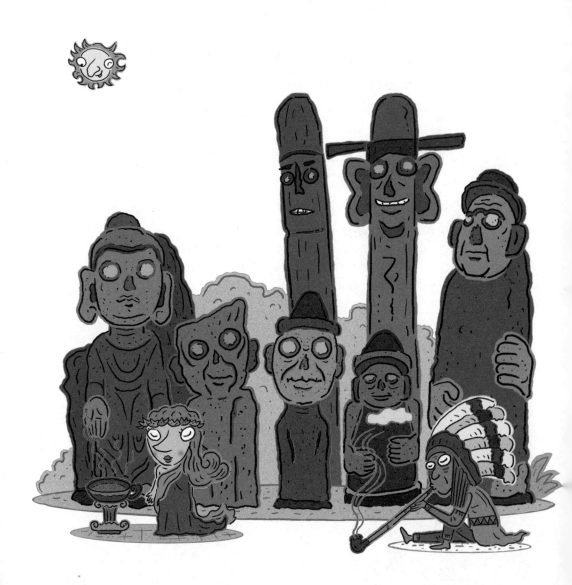

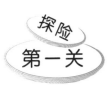

探险 第一关

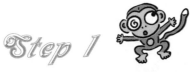

# Step 1

# 闻，鼻子的神奇功能

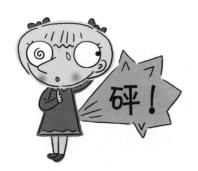

砰！

因为烟获得重生的毕加索
秘密入境者把老虎粪便当必需品的原因
为什么男人和女人的体味不一样
人为什么要洗澡
古代朝鲜的名医为什么往哑巴的鼻孔里塞
入巴豆

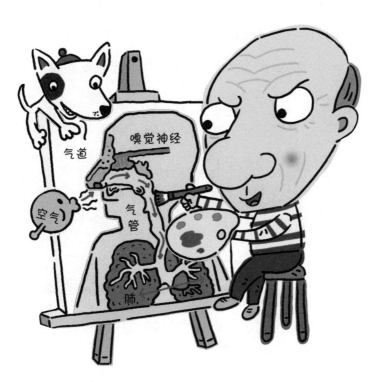

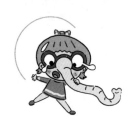

# 01 因为烟获得重生的 毕加索

"孩子，你怎么啦？快醒醒！"

母亲看着新生儿不安地喊到。新生儿刚刚出生时，都会大声啼哭，可是这个孩子不仅没有哭出声，连呼吸都很微弱。孩子的母亲非常焦虑不安，一时间，谁也没有开口，不知道该怎么安慰她。

"……"

看着孩子一直没有呼吸，母亲绝望地说："看来我的孩子没救了！"

对这个孩子，她已不抱任何幻想。面对孩子将要离去的现实，无奈地说：

"请把孩子带走吧。"

这时，站在旁边默默抽着烟的孩子的叔叔，抱着试一试的想法，把嘴里的烟气吹进了孩子的嘴里。奇怪的事情发生了，刚才还没有任何声息的孩子，喘了几口大气后，开始"哇哇哇"地大哭起来。

　　烟气在通过"气道"进入人体时，可以刺激大脑，促使人恢复意识。这个孩子重新开始呼吸，可能就是烟气刺激了"气道"，进而疏通了呼吸道。这里所说的"气道"是指呼吸时空气通过的"道路"，包括鼻孔和鼻内、嗓子和气管等。

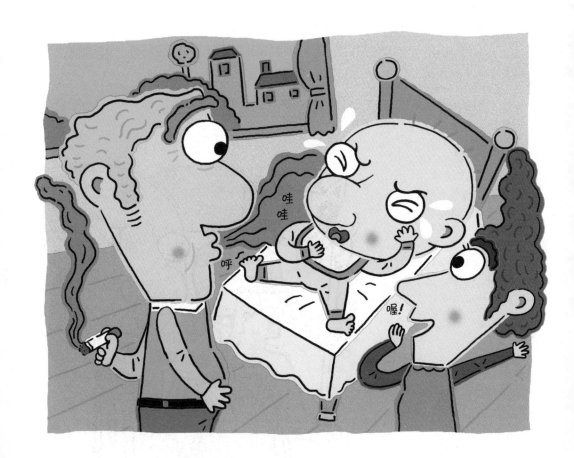

就这样，刚刚出生就险些丧命的孩子奇迹般地生还了。不久，当孩子在教堂领洗时，他的父母给他取名为巴勃罗·迭戈·何塞·弗朗西斯科·德·保罗·让·尼波穆切诺·圣蒂西马·特林尼达德·路易斯·毕加索。西班牙人取名时喜欢用很多圣人的名字，以求得到那些圣人的保护和帮助。因此，孩子的父母给孩子取了这个如此长的名字，这也是根据这种祈福的习俗为了孩子的幸福成长考虑的。后来，这个孩子的名字被后人缩减为"毕加索"，他就是长大后成为世界著名画家的"巴勃罗·路易斯·毕加索"。

**领 洗**

领受洗礼，成为基督教徒。

**毕加索**
**(1881—1973)**

西班牙画家。出身于美术教师家庭，从母姓毕加索。曾在巴塞罗那和马德里的美术学院学习绘画。与乔治·布拉克一起创立了"立体主义"画风，开创了现代美术的新领域和风格。他还积极参加各类维护和平的运动。代表作有《和平鸽》《格尔尼卡》等。还曾经创作过诗歌。

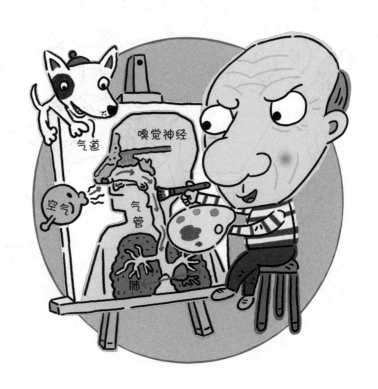

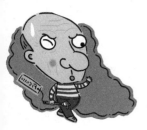

# 为什么用嘴呼吸会不舒服

实际上，毕加索的经历是极为特殊的例子，我们都知道，烟雾对人体是十分有害的，特别是对幼小的孩子。每次呼吸吸入烟气的时候，我们的肺部都会备受压力。

"不好意思，能把烟灭了吗？都忍不住要吐了。"

大音乐家肖邦就是一个非常讨厌烟味的人，哪怕闻到一丝的烟味，都会止不住的恶心。烟对于敏感反应型人的影响是非常大的。

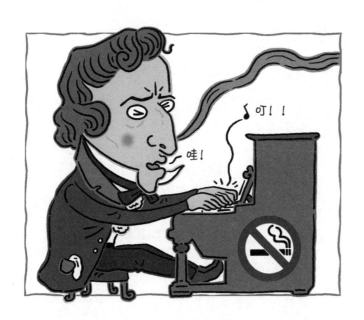

## 呼　吸

生物体与外界进行的气体交换。人和高等动物用肺呼吸，低等动物靠皮肤呼吸，植物通过表面的组织进行气体交换。

## 细　胞

生物体结构和功能的基本单位，形状多种多样，主要由细胞核、细胞质、细胞膜等构成。植物的细胞膜外面还有细胞壁。细胞有运动、营养和繁殖等功能。

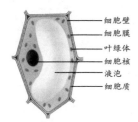

细胞壁
细胞膜
叶绿体
细胞核
液泡
细胞质

植物细胞模式图

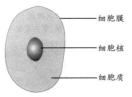

细胞膜
细胞核
细胞质

动物细胞模式图

人在吸入空气再呼出的过程中能够获取能量。包括人在内的所有生物都要进行呼吸，即呼出和吸入的过程。因此，呼吸总是伴随着"呼"和"吸"这一对过程出现，整个过程大约需要5秒。其中吸入耗时约为2秒，呼出耗时约为3秒，也就是说，排出体内空气时要多用一点点时间。

人在出生的时候吸入第一口空气，标志着开始生命活动，当死去的时候，伴随着最后一口气地吐出，生命宣告终结，这一"吸"、一"吐"之间完美的调和，构成了人的一生。

人为什么要呼吸？这和能量有关。我们人体的运动是需要能量支持的。这种能量形成有赖于空气和营养成分。举个例子，点着的蜡烛会放出热，要使得蜡烛继续燃烧就需要氧气。如果空气中没有氧气，蜡烛就会立即熄灭。伴随着氧气的不断供给，蜡烛持续释放的热量，即为能量。

"肚子太饿，走不动了。吃点什么吧。"

生活中，我们经常会这样说，或者听到旁边的人这样说。

我们人体的细胞在分解食物的同时获取着能量。也就是说细胞在利用、消耗养分的时候需要氧气，所以我们要不断往人体内输送空气。当我们呼吸的时候，人体的循环器官会把氧气输送给细胞，这种收集氧气的功能是由呼吸器官来完成的。吸入鼻子的空气，在通过鼻毛时，可以过滤掉灰尘等杂质，并受热变暖。因为我们的肺是不喜欢凉空气的。形象地来说，呼吸就是把冷空气或者热空气转变为"适宜温度的空气"的过程。

肺喜欢非常洁净的空气。温度35℃、湿度95%的干净空气是肺最为容易接受的空气。当空气初次通过鼻子的时候，其温度为32℃、湿度约为90%，当空气快到达肺部时可以达到最理想的状态。

"所以在空气不干净的地方，我们常常就会感觉到胸闷嘛！"

与鼻子
有关的成语

鼻息如雷
开山鼻祖
嗤之以鼻
仰人鼻息
鼻青脸肿
掩鼻而过

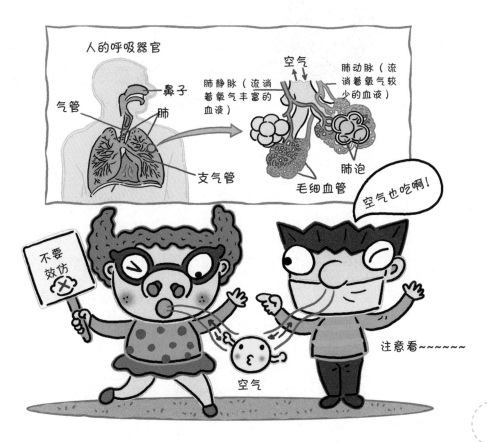

当然我们也可以通过嘴吸入空气，但这时候不仅空气不会变暖，而且混杂在其中的脏东西也无法去除掉。不仅如此，当用嘴呼吸时，体内的湿气会同时被呼出，嗓子会出现干涩、难受等现象。所以，当用嘴呼吸时，常常会出现嗓子疼或其他不适的感觉，原因就在这儿。同样，如果不能用鼻子正常呼吸，还会出现头脑发沉等不良的身体反应。总结一下上面说的这些原因，我们知道了，只有用鼻子呼吸我们才会越来越健康。

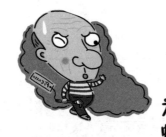

## 为什么鲨鱼喜欢血的气味，蛇会经常吐舌头

**海明威**
(1899—1961)

美国作家。第一次世界大战期间赴意大利做战地救护工作。战后当了一名记者。1921年侨居巴黎，开始写作。1937年以记者身份赴西班牙，支持西班牙人民的反法西斯斗争。海明威的作品以文体简练著称，代表作有《老人与海》《永别了，武器》《丧钟为谁而鸣》等。1954年被授予诺贝尔文学奖。

《老人与海》是美国著名作家海明威的作品。小说描述了老人在捕获了一条巨大的鱼归来的路上，与闻到血腥味尾随而来的鲨鱼奋力搏斗，最后老人拖着剩下的大鱼鱼骨返家的故事。这是一本在全世界都很著名的小说，还曾经被改编成影视作品。即使不是小说所描述，鲨鱼也早已因其锋利的牙齿、暴躁的性格而闻名，同样，其敏感的嗅觉也早已声名远扬。

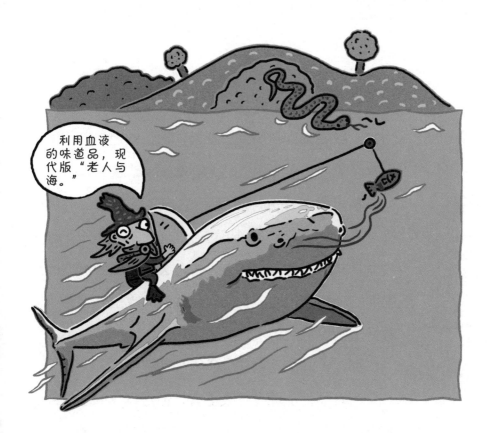

♪"我是大海的暴君，喜欢不知疲倦地到处游走。" ♪♪

如果鲨鱼会唱歌的话，它们应该最喜欢这样唱吧。

鲨鱼从出生到死都不停地在深海、浅海间游动。为什么会这样呢？这是因为它们没有鳔。以最为凶猛的大白鲨为代表的大部分鲨鱼，在游动的过程中，都会张着嘴，利用经由嘴进入的水进行有效的呼吸。如果在原地静止不动，鲨鱼就会无法呼吸，还会沉到海底。所以，鲨鱼一旦落入网中，很容易就会死亡。

"鲨鱼来了，赶快到船上去！"

在海洋里看到鲨鱼时，这是我们的第一反应。

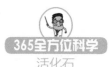

365全方位科学
活化石

泥盆纪（约4.1亿年前~3.55亿年前）就已在地球生存的鲨鱼被称为"活化石"。中生代达到鼎盛期，新生代初期以后至今形态上没有变化的鳄鱼也是同样的"活化石"。此外，拥有原始身体结构的空棘鱼目的鱼类、蕨类植物、银杏等也都是"活化石"。

鲨鱼通常会循着血腥味猎取食物，对在水中传播的不规则的低音也极其敏感。也就是通过声音确定猎物的大概位置，利用气味接近猎物，锁定精确的位置后发起攻击。鲨鱼利用大脑的2/3区域感知气味，它可以嗅出水中1ppm（百万分之一）浓度的血肉腥味来，它的灵敏程度甚至超过了陆地上狗的鼻子。动物流血是其受伤的基本标志，鲨鱼会把这些因流血而变虚弱的动物锁定为猎物，发起猛烈的攻击。鲨鱼可以称得上是嗅觉最为发达的水生动物了。

那么，其他动物是怎样一种情况呢？

所有动物都拥有呼吸器官，但对气味的感知部位却有所差别。大体上，昆虫的嗅觉器官都在触角上、蜘蛛类的嗅觉器官分布在口周边、哺乳类的呼吸器官兼有嗅觉功能。蛇利用两叉的舌头闻气味。蛇非常讨厌硫黄或汽油的气味，因此在火山爆发区是没有蛇类栖息的。例如，夏威夷岛或济州岛的土地里因为火山曾经爆发过，还残留着硫黄、白矾等有毒性物质，所以在这些地方是找不到蛇类的踪影的。

与视觉或听觉相比，嗅觉的感知距离更长，越是位于食物链顶端的生物其嗅觉也越敏感。所以，鹰或鲨鱼与其他的鸟或鱼类相比，能够闻到更远距离的猎物的气味。

**硫　黄**

元素标记为S的非金属元素。加热后产生蓝色火焰，并生成二氧化硫，用于医药、火药、火柴和硫酸工业等的原料。

**白　矾**

味道发涩，无色透明的正八面体结晶。溶于水后溶液呈酸性，用于媒染剂或收敛剂。

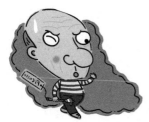

# 狗是嗅觉之王

在陆地生存的动物中，嗅觉最为发达的动物当属狗了。人类大约有500万个左右的嗅觉细胞，而狗的嗅觉细胞却有2亿2000万个之多，大大超过了人类。

例如，狗对粪臭素（粪便中恶臭的主要成分）的嗅觉感知能力是人类的100万倍。当1升空气中的粪臭素浓度超过四百亿分之一毫克时，正常人才可以嗅到这种物质的存在，但狗却能在浓度远远小于这个值时，就嗅到粪臭素的气味。

所以，猎狗才能比人更快地找到猎物啊！

不仅如此，狗除了能够嗅到浓度极低的气味，还能准确分辨出不同的气味。即使各种气味混杂在一起，它也能找到自己想要的气味。很早以前，人们就利用狗的这种嗅觉能力，进行狩猎活动。在对因地震或事故倒塌而被掩埋在废墟中的人们进行救援时，经过受训的狗发挥了重要的作用，在这种气味混杂、条件恶劣的环境中，狗能非常准确地分辨出人类的气味。

最近，相关机构正在着手利用狗对癌症患者进行诊断的研究。根据美国一家医院的实验结果，人们发现，5只狼狗经过几周的训练之后，在对肺癌患者辨别的实验中，准确无误地找出了全部的31名肺癌患者。研究发现，肺癌患者呼出的气体中，通常含有甲烷类碳水化合物和苯系物，人很难嗅到这些化合物的气味，但狗却可以对其进行准确分辨。狗的嗅觉能力虽然也有不完美的地方，但无论怎样，能拥有如此敏锐的嗅觉还真是了不起。

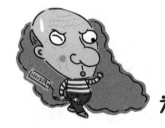

# 为什么人的鼻子比动物的小

读了前几页，会不会因为人类的嗅觉不如狗而感到些许的失落了？其实，大可不必。虽然人的嗅觉没有其他动物的发达，但现有的嗅觉能力已经足够我们自如地应付生活中的各种需要了。我们人类已经可以区分出1万多种气味，我们可以自信地说，利用我们的嗅觉分辨周围状况是一点儿没有问题的。

其实，人类自从直立行走以来，与吸着鼻子走路相比，还是更习惯于用眼睛看、用耳朵听。由此，人类对视觉和听觉的依赖程度要远大于嗅觉。而且，在人类漫长的群居生存过程中，嗅觉能力相比我们的老祖先是逐渐退化的。

仔细观察一下，我们会发现，人的脸与其他动物的区别是非常明显的。我们人类的脸是扁扁的，鼻子长在了脸部突出的部位。这种变化是随着与鼻子相比，眼睛的作用不断加强并越来越重要而产生的。因为当面部遭到袭击的时候，突出的鼻子可以有效地保护眼睛。又由于语言的出现，为了更利于发声，鼻子变得像一个共鸣器。而且根据居住环境的不同，人类的鼻子也有着进化上的差异，寒冷地区生活的人，鼻子逐渐变得又高又大，而居住在炎热气候中的人，鼻子逐渐变得又小又扁。

因此，人的鼻子是随着眼睛和语言的日渐重要而渐渐变成了今天的样子，而嗅觉能力是随着与自然环境的疏远逐渐退化的。这也是为什么农村人比城里人的嗅觉发达，对各种气味的反应更敏感的原因。

**退化**

生物体在进化过程中某一部分器官变小，构造简化，功能减退甚至完全消失，叫做退化。例如，鲸、海豚的四肢退化成鳍状，仙人掌的叶子退化成针状。

**共鸣器**

也叫做"共振器"。在声波的作用下可以发生共振现象而使声音加强的物体或空腔。我们经常见到的二胡等乐器的琴身和琴筒就具有共鸣器的作用，使其发出的声音更好听。

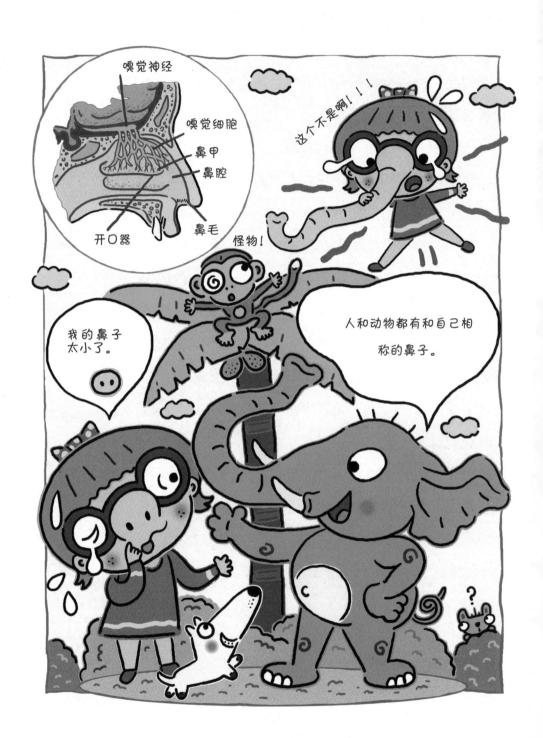

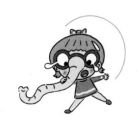

# 02 秘密入境者把老虎粪便当必需品的原因

"有老虎粪吗？卖给我吧！"

"有是有，可是很贵哦！"

"贵也没关系，卖给我吧！"

这是发生在一个地区边境的事情。当时很多想从边境非法进入这个国家的人们都在想方设法地购买"老虎粪"，几乎是把它当成一种必需品。为什么会有这种奇怪的现象呢？

原来，这个地区是很多梦想淘金者的天堂，很多人因为不符合法律规定的移民条件，就想到了从边境非法进入，当地政府为了防止不法入境人员，动用了大量的警犬随时进行监视。警犬具有超长敏锐的嗅觉，可以轻易地发现隐藏在黑暗中的人。

但是有一种情况，警犬会放弃出击，那就是当有

警　犬

警犬是由军事用犬发展而来的。早在奴隶制时期，犬就被用于战争，欧洲一些国家用犬进行防卫、直接攻击敌人，还有用犬传递信息或追踪搜索敌人等。世界各国选用做警犬的犬种主要有德国牧羊犬（俗称"黑背"）、苏格兰牧羊犬、罗威纳犬、拉布拉多犬、大丹犬、血提犬、杜伯文犬、马里努阿犬及杂交犬等犬种。

老虎粪便出现的时候。即使是以凶猛而闻名的警犬，在闻到老虎粪便的味道时，也会因为误认为是老虎就在附近而放弃追击。秘密入境者如此锲而不舍地寻找老虎粪便的理由就在于此。

据说，老虎闪电般犀利的眼神和被其他兽类所厌恶的独特气味，能使其他野生动物产生麻痹、恐怖的心理，从而就像陷入催眠一样，无法逃脱。那么，老虎的粪便也能散发出这样的气味吗?

关于这一点，有两个有意思的故事。2005年在韩

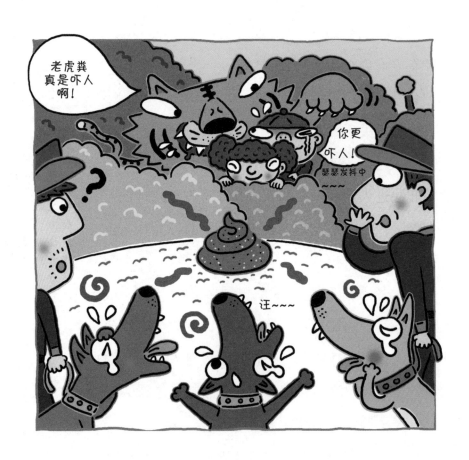

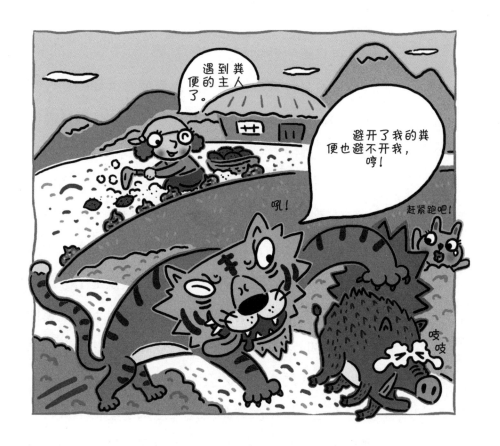

国全罗南道，有一个农民想尽所有办法驱赶破坏自家地瓜地的野猪，但最终都以失败告终。不甘失败的他抱着试一下的想法，在地里撒了很多从动物园里要来的老虎粪便。结果，神奇的事情发生了。以前不管他怎样点篝火、敲铁桶都吓不跑的野猪竟然消失得无影无踪了。

还有一个故事发生在澳大利亚昆士兰大学动物学系研究小组。为了防止野生动物接近农场，研究小组的科研人员利用从老虎粪便中提取的脂肪酸和硫黄复合物开发出了野生动物驱赶剂。驱赶剂的实验结果表明，粪便散发出来的气味，至少能够保证农场在3天内不再有野生动物接近。

究竟是什么原因使得老虎粪便有这样的功效呢？其他动物是真的害怕老虎的粪便呢，还是嫌其粪便脏呢？

目前流行的有两种解释：一种解释是作为捕食者的强势动物，通常有标志其领域的习惯；而作为被捕食者的草食动物，相对应地拥有识别其标志的本能。按照这种说法，避开老虎的粪便，应该是出于恐惧，而不是因为嫌脏。另外一种解释是，由于老虎粪便的气味是平时没有闻过的气味，从而使得其他动物产生紧张、警戒的心理，才会远离粪便。

不过，根据澳大利亚昆士兰大学动物学系研究小组的科研人员更进一步的实验发现，老虎粪便的驱赶效果只能维持3天，3天过后，如果没有老虎出现，即使再散布老虎粪便也是无济于事。因此，无论上面哪一种说法是正确的，猛兽粪便对于我们来说仍是一个需要进一步研究的科学谜题。

## 澳大利亚

澳大利亚位于南半球，它东临太平洋，西临印度洋，海岸线长近4万千米。是世界上唯一一个独占一个大陆的国家。

澳大利亚被誉为人间天堂，澳大利亚人将自己的国家"Australia"解释为：amazing（叹为观止）、unexpected（超乎想象）、stylish（时尚之巅）、tempting（诱人魅力）、relaxing（悠然一刻）、adventurous（体验极限）、liberating（自由自在）、inspiring（灵感无限）、attractive（梦萦魂牵）。

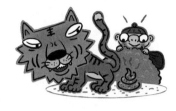

# 公牛为什么喜欢闻母牛粪便的气味

仔细的观察昆虫，会发现它们有很多有意思的习性。比如蚂蚁或松毛虫就喜欢跟在同伴的屁股后面。松毛虫排成一列向前移动的情形，不禁让我们联想到受过训练的军人在行进时的场面。不仅如此，当把母牛的粪便放到公牛面前的时候，公牛会大张着嘴，表示高兴。这些都是为什么呢？

难道仅仅是没什么理由，就是因为喜欢吗？不是的。这个原因就是"荷尔蒙"。

"荷尔蒙"一词来源于希腊语，原意为"传递兴奋"，是指同种动物个体异性间散发的独特的气味。动物虽然不像人类可以说话，但是它们却可以通过交换气味、声音等信号来代替语言。老虎和熊在破坏树木后，不断地在上面磨蹭背部，用自己的气味标志自己的领域；臭鼬拖着肛门走动，在地面留下自己的气味；猫的腮部有香腺，当喜欢的对象出现时，会磨蹭对方的腮。这些气味在同种、同性个体间表现为警告，而在异性之间则成为一种爱情的标志。此外，向

> **荷尔蒙 (hormone)**
>
> 生物自身分泌的一种物质。直接进入血液分布到全身，对生物体的代谢、生长、发育和繁殖等起到重要的调节作用。现称为激素。

异性传递的气味中蕴含强烈的诱惑感，对方马上就能够感觉到。现在我们更习惯于将"荷尔蒙"称为"激素"。

"呵呵，这个还挺刺激的！"

当然各种动物散发出来的气味都是不同的。蚂蚁喜欢类似于圆珠笔芯中物质的化学成分的气味；公牛闻到母牛粪便的气味会兴奋；公猫闻到清麹（qū）酱（韩国料理名）或母猫尿液的气味会高兴起来。奇妙的是在求偶过程中的这种对气味的喜好都只是单向的，反之就没有这种情况。例如，母牛对公牛的粪便不会有任何反应；母猫对公猫的尿液也没有反应。

365全方位科学　　　体味是大象的"身份证！"

根据美国俄勒冈大学和印度亚洲象研究所的研究证明，在大象群体内体味是可以表明年龄的"身份证"。研究表明，在求偶期，小亚洲公象会散发出一种特有的体味，并借以说明自己并非竞争者。具体说，就是每当到了象群的求偶期，小亚洲公象就会分泌出几种和蜂蜜的气味接近的带有香味的液体，从而告诉别的大象，自己对求偶没有兴趣。

所以，昆虫给尾随其后的同伴散布的气味应该相当于"我们是同伴"的信号，而雌性动物给雄性动物散布的气味可以说是"诱惑"的信号。

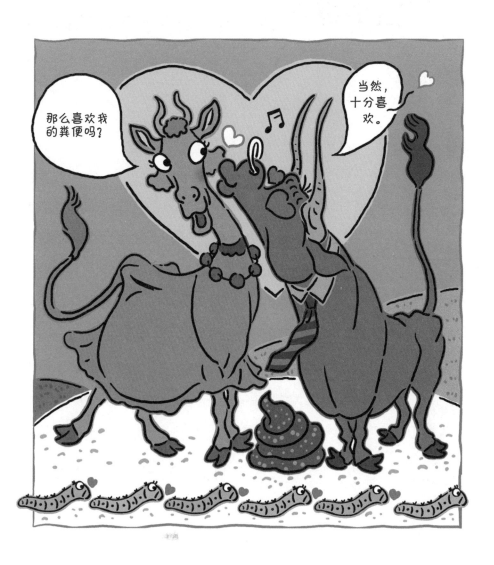

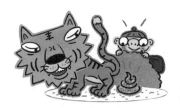

# 为什么人们都喜欢漂亮的异性

**潜意识**

是无意识和有意识之间的中间过程。指当经历某种经验后，有可能暂时无法意识到与此经验相关联的事务、事件、人等，但一旦需要的时候就会重新意识到的状态。

**盖洛普（Gallup）**

美国社会科学家乔治·盖洛普于1935年创立的全球知名的民意研究所。利用科学的抽样调查方法对各种舆论和信息进行测验。其中比较著名的一种预测方法是被称为 Gallup Poll(盖洛普民意测验) 的总统选举结果预测方法。

"真漂亮啊！"

"太美了！"

通常，人们都喜欢长得漂亮的异性。特别是男性的这种倾向要强于女性。相对的，女性虽然也喜欢美男，但却不仅限于此。有时候，女性也会青睐于貌不惊人的男性。这是为什么呢？

这个秘密在于"男性的香气"。女性自身虽然无法意识到，但在自己的潜意识中，对于拥有自己所钟爱的香气的男性会本能地产生好感。根据英国舆论调查机构盖洛普发表的结果表明，相对于男性的衣着或发型等，大多数英国女性更青睐于男性身上的香气。大约70%的女性表示，喜欢男性使用护肤乳液时散发的香气。

不仅如此，女性在她们的生理期内，对身体左右匀称的男性所散发出来的气味反应更为敏感。当蒙住女性的眼睛，请她们去闻带有男性体味的衬衫时，80%的女性选中了身体左右匀称的男性的衣服。这个

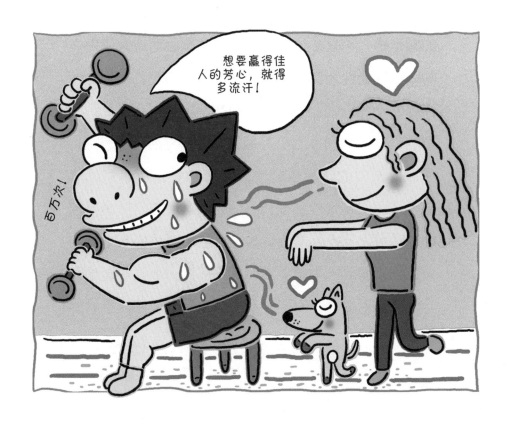

实验证明了女性拥有凭借嗅觉挑选健康男性的惊人能力。对相貌平平的男性也会产生好感的原因就在于此。

"我就是闭着眼睛也能分辨出他的味道！"

相反，男性的嗅觉能力相对较低(相对于女性)，他们更多地依赖于视觉感官，对于外貌漂亮、身材好的女性，更容易直觉地产生反应。所以，男性才会很容易被美貌出众的女性所吸引哦！

那么，女性喜欢的"男性的香气"又是什么呢？那就是汗液的味道。

男性汗液中含有的某种成分，可以有效缓解女性的紧张感，平复心绪。根据美国宾夕法尼亚大学发表的以年轻女性为实验对象的研究结果表明，闻到男性汗味的女性，她们的生理周期都发生了变化或受到了影响。美国加利福尼亚大学发表的研究论文也表明，男性汗液中的化学成分，可以影响女性荷尔蒙的分泌，从而引起女性生理和心理的敏感反应。健康男性的汗味可以让女性的心跳加速，这个时候的气味就叫做性信息素。人类虽然不似动物那样，那么明显地受到性信息素的左右，但或多或少也受到了性信息素的影响。

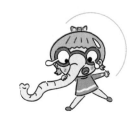

# 03 为什么男人和女人的体味不一样

"挽着胳膊走吧！"

"就这么走吧！"

"那牵着手吧！"

"不是说了吗，就这么走，哪儿那么多事？！"

和相爱的人在一起的时候，男女之间在行动上会有微妙的差异。通常，女性喜欢挽着男性的胳膊，或把脸紧靠在他的怀抱里。相反，与两个人的身体黏在一起相比，男性更满足于两个人在一起的事实。当然有时候也会主动要求有亲昵的行为，但与女性相比还是要弱很多。

为什么会有这样的差异呢？

究其根源就是因为每个人的体味不同造成的。体味和嗅觉会因人而有细微的差异，有意思的是男性和女性的体味无论是从感受还是目的上讲都截然不同。

　　跟其他哺乳动物一样，人的气味是由从皮肤和黏膜分泌出的黏液产生的，由于分泌物的多少不同，产生的气味强弱也不同。体味和性别机能有很深的关联性，所以男女之间的体味是完全不同的。

　　动物界中，雌性在寻偶时，会散发出特殊的气味吸引雄性。人也一样，当成人以后，都会散发出特殊的气味，这种特性不受人的意志的支配。不论男女，在青春期前后，在腋下、胸部及性器官周围都会散发独特的气味。进入青春期后，男性往往散发出类似于

### 青春期

　　肉体上和精神上进入成人期的时期。这一时期性激素的分泌将增加，人体出现各种二次性特征，生殖机能趋于成熟，通常男性的青春期是14~16岁，女性的青春期是13~14岁。

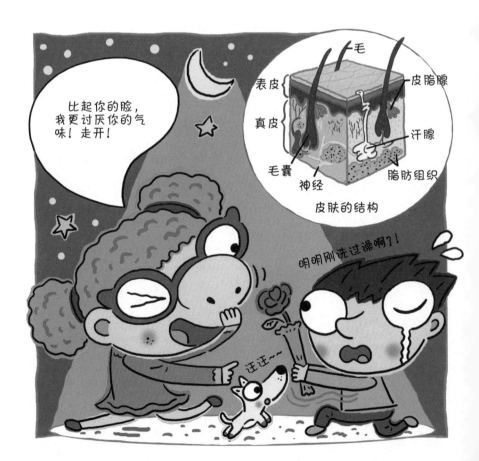

皮肤的结构

板栗气味的香气，而女性则会散发出接近于奶酪香气的气味。

　　"哦！原来青春期开始就要为变成大人做准备呢！"

　　说起体味的浓淡程度，还是女性大于男性。不过，虽然女性自身的体味重，但却不喜欢大部分男性身上的味道。女性之所以极其反感男性身上的烟味，也是因为这种敏感的人体反应差异。只有在女性遇到自己心仪的男性时，才会一反常态，非常乐于感受对方的体味。所以，有科学家声称：女性对于男性的依赖感并不源自于女性脆弱的心灵，而是因为对感受男性体味的需求。

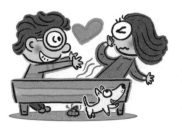

## 为什么西方人和东方人
## 互不喜欢对方的体味

"唔，太难闻了。"

当你指着某个人说"有味！"时，可不是什么好事。这表明对方身上的异味（臭味）让你感到难受，或是对与自己体味完全不同的体味产生了抗拒心理。

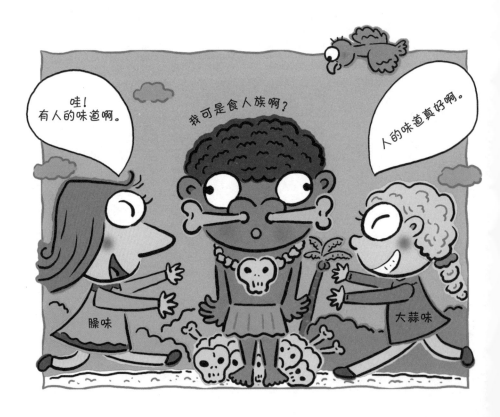

前面所说的人的体味，会随着汗液的蒸发而扩散。不论是谁，当流出少量汗液时都会散发出一种气味。更具体地说体味是顶质分泌腺分泌的特殊物质，女性的顶质分泌腺集中分布程度要比男性高出约75％。处于青春期的人的顶质分泌腺最为发达。这种分泌腺多分布在体毛周围。其分泌物一旦沾到毛发上，能够保存很长时间，在这个过程当中，毛发起到了保持气味的作用。

我们经常说的"狐臭"就是腋下顶质分泌腺分泌出的汗，在被细菌分解为脂肪酸和氨的过程中产生的。脂肪具有吸收气味的特性，因此，经常吸烟的人，身上就会渗透进烟的味道。人体中的脂肪含量因性别不同而有差异，通常男性为10~20％，女性为15~25％，脂肪含量越高体味越重。

此外，喜欢吃肉的人，比喜欢素食的人，体味要重。我们常说西方人体味重，是因为他们的饮食结构中肉类的比例很大。而西方人常说因纽特人身上有鱼味，可能与因纽特人爱吃鱼有关系。相对于我们对西方人的体味的态度，西方人也说亚洲人身上有味，这大概是由于肉食性和素食性个体的体味不同的原因吧！

"唔，你们身上味儿真大！"

韩国人喜欢吃蒜，所以比亚洲其他地区的人体

**顶质分泌腺**

外分泌腺的一种，青春期时最为发达。腋下最多，还存在于乳头、外耳道、肛门周围、鼻翼、下腹部等部位。

**氨**

氮和氢的化合物，是一种没有颜色、有刺激性气味的气体，易溶于水。用于制造制冷剂、氮肥。通称氨气。

**因纽特人**

北极地区的土著人，主要分布在北美洲沿北极圈一带地区，另有一小部分居住在俄罗斯东北部，主要以捕鱼和猎取海兽为业。旧称爱斯基摩人。

味稍重些。这时的气味不是蒜的气味，而是在人体内经过物质代谢后产生的气味。同一人种间，因为是熟识的气味，所以相互间不容易觉察到，但在不同人种之间，因为是不经常闻到的陌生的气味，就会产生警戒心理，并且产生不快感。此时，产生的警戒心或不快感是动物性的本能反应，随着时间的流逝会逐渐适应。

不管怎样，在不同人种聚集的时候，说"有味！"之类的话，是对他人的不尊重，所以还是尽量不要说这样的话。

**物质代谢**

生命的基本特征之一。是维持生物体的生长、繁殖、运动等生命活动过程中化学变化的总称。

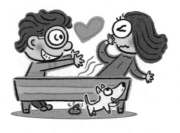

# 为什么我们闻不到自己身上的味道

"到爷爷那里去，好久都没见了，快去向爷爷问个好！"

"不要，爷爷身上有味，我不去！"

体味在老年人身上也存在。有些小孩子就会嫌爷爷、奶奶身上有味而不愿意接近他们。老年人皮下脂肪分泌出的棕榈酸在分解过程中会产生散发臭味的一

**皮下脂肪**

皮肤中的脂肪成分。有贮存营养和保持体温的作用。

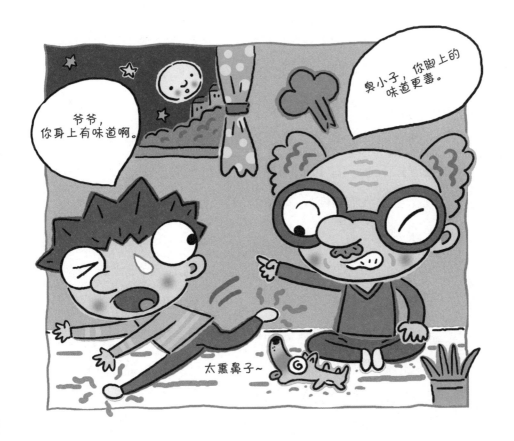

种物质，这就是老年人身上有特殊气味的原因。**棕榈酸**的分泌量会随着年龄的增大不断增多，因此，老年人的体味会伴随着老化过程出现并加重。

但是，奇怪的是，不仅是老人，就连体味较重的年轻人也无法闻到自己散发出的体味。这是为什么呢？

秘密就在于与其他动物相比，人类的嗅觉是迟钝滞后的。人类在进化的过程中，视觉和听觉的使用程度远胜于嗅觉，导致使用嗅觉时常常感到疲劳。简单地说，就是因为在有气味的环境下，神经会高度紧

---

**棕榈酸**

即软脂酸。是一种饱和高级脂肪酸，存在于动植物油脂中，纯品为无色、无味的蜡状固体。用于制作肥皂、油漆、黄油、化妆品等。

张，不可避免地出现疲劳现象。例如，不管什么人，在初次进入港口时，都会因为腥味捏紧鼻子，但过不了多久，就会完全适应这种气味。如果继续闻这种气味，身体会疲劳，为了减缓疲劳，人体干脆启动自我保护机制，让我们的鼻子对这种气味失去感觉。所以，每次我们闻到一种新的气味，就如同进入了一个新世界一样。

我们闻不到自己身上的气味，也是这个原因。为了防止在不断闻气味过程中，加重我们自身的负担，引起身体疲劳感，我们的神经组织开始发挥功能，让我们自己干脆无法感知到这种气味。所以，我们闻不到自己身上的味道。

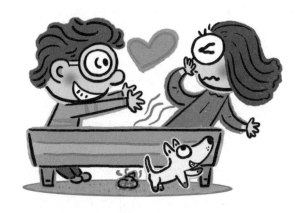

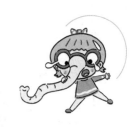

# 04 人为什么要洗澡

洗澡、清洗全身是人类保持自身健康的一种方式。

人为什么要洗澡呢？

关于沐浴的历史可以追溯到原始时期。大约在公元前，人们把水放到烧红的石头上，享受沐浴的快乐。当时的人们已经明白了沐浴不仅可以清洁身体，同时有益于身体健康的道理。

沐浴后，人体的血液循环将加快，皮肤会更加富有弹性、更加健康。古代的贵族也正是因为知道这一点，才会修建沐浴池，一边清洗身体一边和好友或亲人互相交流。相传，埃及女王克丽奥佩特拉因为长期使用死海里的泥做面膜和用新鲜的牛奶洗澡，并用葡萄酒洗脸，一直保持着细腻的皮肤。古希腊和古罗

**克丽奥佩特拉**
(前69—前30)

埃及托勒密王朝的女王，曾得到凯撒大帝的帮助，助其恢复了王位。在亚克兴海战中败给屋大维以后，把毒蛇放到自己的胸部，结束了神奇、浪漫的一生。但丁的《地狱》、莎士比亚的《凯撒大帝》以及其他很多文学、艺术作品都有对她的描述。又被称为"埃及艳后"。

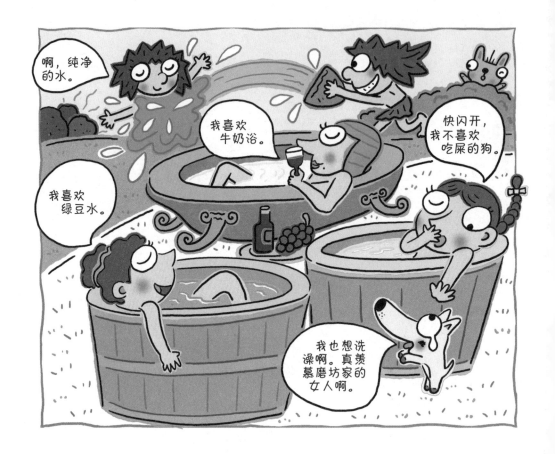

马人也非常喜欢沐浴，他们通常会在沐浴池里加入香料，这种方法可以使洗澡的人保持愉快的心情。

在韩国，形容一些人的皮肤好，常常会说："像白玉一样的肌肤。"由于喜好白皙皮肤，沐浴文化很早便在韩国盛行开来。早在新罗和高丽时代，沐浴便被认为是健康和美容的手段，人们认为沐浴不仅可以清洁身体，更能净化心灵。

"祷告之前，一定记得沐浴斋戒啊！"

"沐浴斋戒"是指为了避免不祥之事发生，清洗身心的行为。

在韩国，流传着一个古老的神话，讲的是韩国人的祖先朴赫居世和阏英就是在沐浴后变得漂亮的。通过这个古老的神话，我们知道，很久很久以前，人们就已经认识到沐浴是清洁身心的一种手段。

在古代朝鲜，人们都有经常沐浴的习惯。女人们为了使皮肤更加白皙，常常用人参汤、菖蒲汤、桃叶汤、米糠汤等沐浴。由于古代朝鲜反对暴露自己的身体部位，因此人们只能穿着内衣清洗身体。通常使用的清洗剂包括糟糠、淘米水等。这些材料都是在日常生活中随处可见的东西，而且大多是在磨坊里容易找到的东西，所以在韩国的古代歌谣以及舒伯特的作品中都有"磨坊家的女孩又白又漂亮"的说法。贵族阶层的妇女们则经常用绿豆和红豆美容，并称其为"飞陋"，意思就是"让脏东西飞掉"。"飞陋"就是今天的肥皂的雏形。

"洗过澡后，浑身清爽，感觉真不错！"

不管是在古代，还是在现代，沐浴作为促进人体健康、保持皮肤活力、去除污物和异味、保持全新心境的重要手段，正在受到越来越多的人的关注和喜爱。

**朴赫居世**

朝鲜半岛三国时期新罗的始祖。据神话记载，他是从一个像瓢一样的巨蛋里出生的，所以姓"朴"。13岁时被推举为王，后来娶阏英为王妃。朴赫居世在当国王期间，大力鼓励养蚕业和农业发展，使国家不断强大。

**舒伯特**
**(1797—1828)**

奥地利作曲家。早期浪漫主义代表人物。出生于一个教师家庭。早年为维也纳宫廷唱诗班歌童。他一生共创作了600多首作品，主要作平有《美丽的磨坊女》《冬日的旅行》等。

35

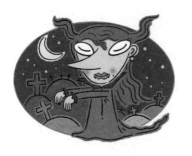

# 怎样才能感觉到
# 看不到的气味的存在呢

我们在不想看的时候可以闭上眼睛，不想听的时候可以捂住耳朵，不想吃的时候就不往嘴里塞食物，不想碰到皮肤就可以不去触碰，唯独嗅觉是无法人为控制的。如果因为不想闻气味而堵住鼻子，肯定就会因为呼吸困难而死去的。

嗅觉是维持生命的第一感觉。有的科学家宣称，嗅觉是人类第一个形成的感觉器官，嗅觉组织逐渐发展才最终形成了大脑。也就是说，人的大脑起源于嗅觉组织。在判断食物是否有毒时，我们的嗅觉也发挥了重要的作用。当人们闻到气味时，自然就会联想到散发出这种气味的实体，这也是人类的一种生存适应本能。

大部分哺乳动物通过气味辨别父母和子女。出生时闭着眼睛的幼仔通过气味找到母亲的乳头，母亲也是通过气味确认自己的幼仔并进行哺乳。人也一样，婴儿都是通过气味找到自己母亲的。

"嗅觉还真是最基本的重要感觉啊！"

**哺乳动物**

最高等的脊椎动物，基本特征是靠母亲用乳汁哺育幼儿。哺乳动物中除了最低等的单孔类是卵生的外（如鸭嘴兽），其余都是胎生的。

正是这样，气味是无法被拒绝的。只要我们一息尚存，就要用鼻子吸入气味分子，并产生相应的反应。人的鼻孔向着嘴的方向，也是为了能够快速准确地判断食物的气味。

那么，人又是如何感觉到看不见的气味的呢？在鼻子的里面有一个大小约2厘米的黏膜组织，称为"嗅上皮"。嗅上皮中有几百万到几千万个嗅细胞。当通过鼻子吸入的空气通过嗅上皮时，受到气味粒子刺激的嗅上皮可以分泌出一种黏液，抓住气味分子，紧接着嗅细胞会兴奋起来，神经系统把这个信号传输到大脑的嗅觉中枢，就可以辨别气味的种类了。一旦

### 黏膜

覆盖在消化道、呼吸道、生殖道等内侧的一层柔韧的薄膜，统称为黏膜。内有血管和神经，能分泌黏液。

### 嗅细胞

是鼻黏膜内的嗅觉感受器。位于鼻腔深处，每个嗅细胞又会有几十条纤毛伸进鼻黏膜的黏液里，空气的微粒在黏液中被溶解，纤毛感觉到后，就产生神经活动，由嗅神经传送到脑。

嗅觉这么发达可以做香水鉴别师了。

猪鼻子啊。

我的灵敏嗅觉只对食物有效啊。

大脑产生"好"或者"不好"的感觉后，这种记忆的残留时间将远远长于视觉和听觉记忆。所以才会有"故乡的味道""母亲的味道"这些说法的出现。

实质上，只有挥发性物质才能产生气味。"挥发"是指液体变为气体飞散的现象。鱼汤、咖啡、水果等里面的液体物质逐渐变为气体的过程中，会散发出不同的气味。

相反，岩石、玻璃、金属等固体不具有挥发性，所以没有气味。

要想更好地分辨气味，就要吸入更多的气味分子。人在努力闻某一种气味时，都会尽量张大鼻孔，并发出哼哼的响声。这样做是为了使气味分子进入位于鼻子里侧的嗅觉收容器中。

嗅觉受控于大脑边缘系，和控制语言的左侧大脑毫无关联。因此，气味无法用语言来准确形容，也难于想象。在表述一个人时，我们很容易用体态特征、衣着、声音、行动等方面的词汇来表述，但对于那个人的气味却是很难形容的。

**边缘系**

人类原始记忆和生存本能等信息的贮存部位。

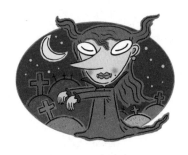

# 为什么感冒时
# 只有一侧鼻孔鼻塞

1826年11月末的一个雪天，贝多芬晕倒在街头。路过的一辆送奶的马车将他送回了家，回到家后的贝多芬因为感冒卧床了。感冒逐渐发展为肺炎、肝病并引起强烈的腹痛，贝多芬的身体状况每况愈下。第二年3月末，一个暴风雨交加的日子，贝多芬留下尚未完成的"第十交响曲"，永远地闭上了眼睛。死后的

**贝多芬**
**(1770—1827)**

德国作曲家、钢琴家。维也纳古典乐派代表人物之一。在海顿、莫扎特等人的帮助下确立了自己在音乐界的地位。主要作品有交响曲《英雄》《命运》，钢琴奏鸣曲《月光》《悲怆》，等等。

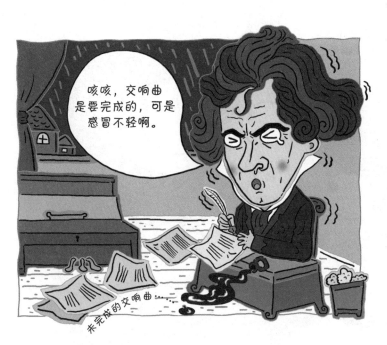

咳咳，交响曲是要完成的，可是感冒不轻啊。

未完成的交响曲

调查结果显示，贝多芬死于铅中毒，而重感冒则使原本就虚弱的身体雪上加霜，最终导致了这位音乐巨匠的去世。

大多数人会觉得感冒没什么大不了，其实感冒中伴随着意想不到的危险。如果不加以重视，任其发展也有可能夺去人的生命。特别是健康状态不好或抵抗力低的人更容易引起并发症。

一般的感冒症状是发热、流鼻涕、咳嗽等，有时也会鼻塞。奇怪的是当流鼻涕时是两个鼻孔都会有鼻涕流出，但鼻塞时却往往只是一侧鼻塞，这是为什么

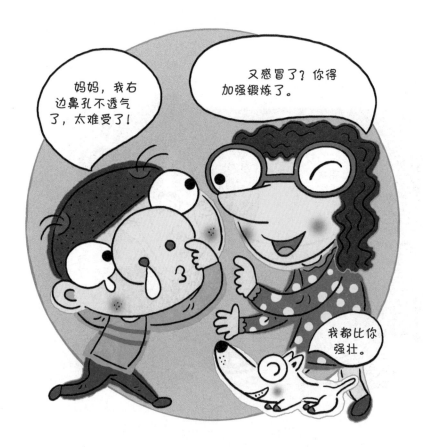

呢？

人的鼻子在闻气味的同时，更多的是用于呼吸的器官。随着人类进化，嗅觉功能逐渐退化，鼻子的呼吸功能变得更加重要。经过鼻子的空气，先后进入气管、肺，通过血液扩散，同时转换为二氧化碳，最终排出体外。鼻子是吸入氧气排出二氧化碳的重要通路。

"不管发生什么事情，都得保证空气能够进出。"

正因为如此，鼻子具备了在任何情况下都可以正常运转的非常体系。当人感冒时，鼻腔会分泌出黏液杀死细菌，产生鼻涕，此时的鼻子仍在进行着呼吸作用。在流鼻涕的时候，鼻子会尽量力争保证留有能够供空气流通的狭小空间；鼻塞的时候，则尽量确保有一侧鼻子是畅通的，让一侧鼻孔打开。这样，当人因感冒而鼻子不舒服时，鼻孔就会交替得到疏通。所以，人在感冒的时候，通常只有一侧鼻孔会鼻塞。

**流感的预防**

勤洗手，多通风，养成良好的健康习惯，保证睡眠充足，多吃有营养的食物，适量运动，保持良好心态。

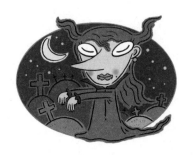

# 为什么鼻孔是两个

从外观看我们的鼻子，它是有两个鼻孔的，两个鼻孔属于同一个器官。可能我们会听到有的人说，人的两个鼻孔是分别与同方向的左右两侧的肺连接的。其实，这种说法是错误的。

人的两个鼻孔在里侧会合成一个，并与其他器官相连。生物体拥有以身体的中心为轴的左右对称结构。受精卵细胞在分裂时，不断重复左右分裂，形成了这种对称结构，只有鼻子是对称交接线的一部分遗留形成了两个孔。

鼻子是一个需要24小时连续运作的器官，很容易疲劳，所以两个鼻孔每3~4个小时就会轮番休息一会儿。鼻子不仅要吸入空气，还要闻气味。所以，在漫长的进化过程中，人的两个鼻孔就形成了非常有意思的小细节上的"分工"。用左右两个不同鼻孔分别嗅气味时的感受会有所差别。据美国加利福尼亚州州立大学研究结果显示，人的右鼻孔容易从嗅到的气味中产生愉快的反应，而左鼻孔对气味的细微分析能力较强。两个鼻孔各有所长，形成了一个协助体系。

**对 称**

指图形或物体对某个点、直线或平面而言，在大小、形状和排列上有着一一对应的关系。如人体、飞机的左右两边，在外观上都是对称的。

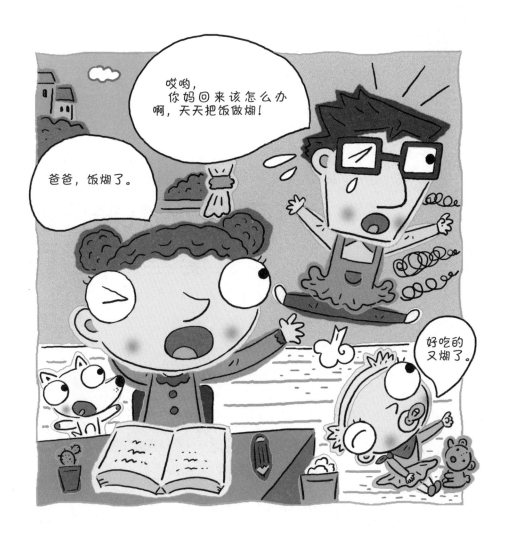

"好像早晨更容易闻到食物的气味呢。"

为了在饥饿的时候更准确地判断食物的安全性，人的嗅觉在早晚是最敏感的。而在酒足饭饱之后，对生存反应的必要性降低，嗅觉能力就会急剧下降。

女性的嗅觉比男性灵敏，因此，女性对食物烧焦的味道、环境里的微弱杂味等细微现象的觉察能力极其敏锐。

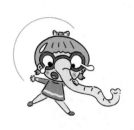

# 05 古代朝鲜的名医为什么往哑巴的鼻孔里塞入巴豆

在古代朝鲜的正朝时期，有一个大户人家。主人的儿子在长到20岁时，有一天晚上突然得了怪病，无缘无故地变成了哑巴。这户人家的主人赶紧找来当时有名的医生李翼成，同时又命人在院子里摆起了祈福用的物品。名医李翼成刚走进院子便看到几个盛满叶刀币的碗摆在院子中央，他奇怪地问道：

"那是什么呀？"

主人不好意思地笑着回答说：

"请来祈福的大师说我儿子得罪了仙人，正在准备法事呢！"

听到主人的回答，李翼成说："我也不是什么神通广大的神医，不过对这种法事倒是略通一二。我给你做吧！你去把那些器具都拿过来！"

---

**叶刀币**

古代朝鲜使用的一种铜质、中间有方形镂空的刀形扁币。有高丽时代的东国重宝、海东重宝，朝鲜时代的海东通宝、朝鲜通宝、常平通宝、当百钱、当五钱等很多种。

主人把盛有叶刀币的碗拿来后，李翼成从中拿起了一枚钱币交给用人。

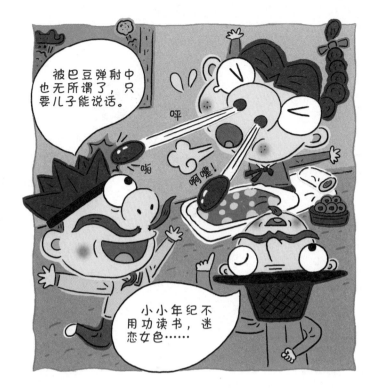

"喏，拿这个去买10粒巴豆回来！"

虽然有些纳闷，但用人们还是照做了。巴豆买来后，李翼成捡起两粒巴豆塞进了主人儿子的鼻孔里。过了一会儿，主人的儿子打了个大大的喷嚏，之后，神奇的事情出现了，主人的儿子竟然开口说话了！

这家主人又高兴又奇怪。

"能把这个神奇的奥秘告诉我吗？"

李翼成哈哈大笑，答道：

"没什么大不了的。这个年轻人因为突然接近女性，体内的热气上升，影响到肺，才造成无法说话的。巴豆性热，所以算是'以热克热了'！"

这户人家听完李翼成的解释后，对李翼成的医术更加佩服了。

## 巴 豆

原产于亚洲热带地区，主要分布在中国南部等地。味辣，性热，种子有毒，常用于腹水、便秘等的治疗。

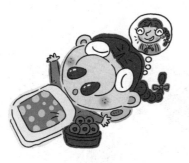

# 为什么只有人
# 在打喷嚏时是张着嘴的

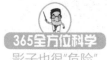

**影子也很"危险"**

很久以前，人们除了认为打喷嚏是很危险的以外，原始人还曾把自己的影子和在水中的倒影当成了灵魂或是与自己生命相关的"分身"呢。所以，自己的影子或水中的倒影被踩到或被打、被刺到时，他们就会像自己的身体受伤一样感到痛苦，并认为如果影子离开了身体，人就会死掉。现在看来，这真的是很好笑的想法。

狗和猫等动物都是只用鼻子打喷嚏的，只有人是与众不同的，在打喷嚏的时候是张着嘴的。这是为什么呢？

在东方，打喷嚏不是什么大不了的事情，但在西方，这是比擤鼻涕还要失礼的行为。在英国或美国，如果一个人打了喷嚏，旁边的好友马上会说："愿上帝保佑！"那个打喷嚏的人则会对朋友说："谢谢！"

原来，古时候的西方人认为，突然打喷嚏是接近死亡的信号。他们相信灵魂会通过喷嚏突然飞散到外边的世界。所以，当有人打喷嚏时，周围的人会立刻为他祝福或祈祷。

"打喷嚏一定要把嘴闭上，要不然灵魂可能会出去的！"

其实，打一次喷嚏是不会死的。打喷嚏是人为了保证身体健康而不得不做的反射反应，所以与其忍着，不如痛快打出来。打喷嚏可以把体内的细菌或异物质排到体外，对人的健康是有好处的。

打喷嚏时产生的强风，是人体为了清除掉粘在黏膜或鼻毛上的异物而进行的自然生理反应。科学家们公布说，打喷嚏时产生的强风速度可以达到声速的85％。也就是说打喷嚏时鼻腔里的空气会以每秒约200~300米的速度奔跑。当然这里的风速指的是垂直方向的风速。

由于人的鼻子里侧结构是呈"ㄱ"形弯曲状，所以，打喷嚏时，风是不会直着吹出来的。如果闭着嘴打喷嚏，空气在头部里侧四处寻找通路的过程中，极有可能使耳朵受伤。正是为了避免这种情况发生，打喷嚏时，人才会不自觉地张开嘴，这样可以用嘴和鼻子同时将风送出体外，以减少人体头部内部受到的冲击力。

人体机能真是了不起啊！

### 声 速

声音通过介质传播的速度。介质不同，传播速度不同。温度为0℃时，声速为331米/秒，温度每升高1度，速度就会加快0.6米。旧称音速。

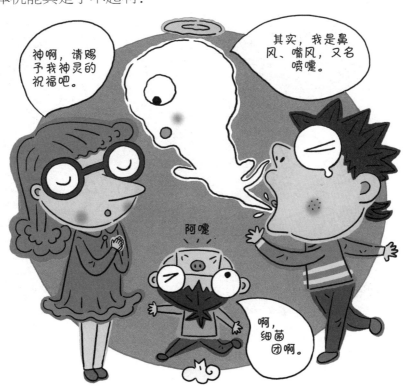

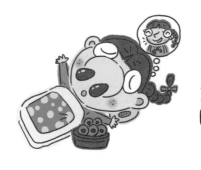

# 为什么早晨起来，嘴里会有难闻的气味

西方人不论长辈、晚辈都可以在一起吸烟，但在韩国，晚辈在长辈面前吸烟被视为没有礼貌，是非常失礼的事情。这是为什么呢？

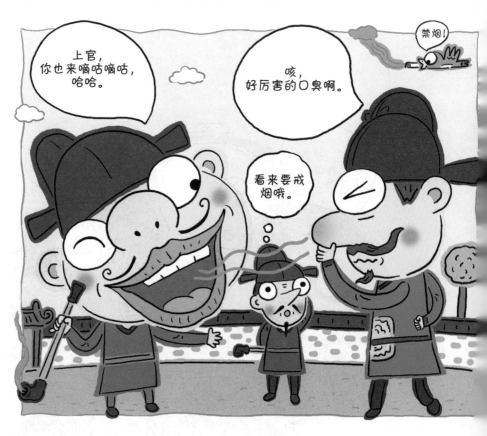

想弄清楚这个问题，要先了解一下韩国吸烟的风俗和历史。吸烟的风俗是在朝鲜时代中叶在韩国传播开的。刚开始，人们可以在任何地点吸烟。有一天，光海君和正聚在一起吸烟的文官们对话时，说："你们嘴里的气味不好闻啊。"因为王的这样一句话，此后，臣子们在王面前吸烟便成了禁忌。这种礼节后来传入民间，逐渐发展为在有身份的人或年长者面前吸烟都变成了一种禁忌。光海君提出的"嘴里难闻的气味"是这种礼节形成的直接原因。

那么，我们闻到嘴里的怪味究竟是怎么产生的呢？

嘴里的气味并不仅仅是嘴里的问题，大部分是因为支气管、肺、食道、胃肠等发生异常，再加上嘴里存在含有硫黄的合成物才会最终导致我们的嘴里产生怪味的。

当我们的嘴里产生异味时，要及时到医院接受检查或清洁口腔，特别是要经常刷牙。滋生在口腔里的微生物会在吞噬食物的残渣和口腔内黏膜中掉下来的皮肤组织的同时，将它们分解成发出刺激性硫黄味的合成物质。及时的清洁口腔，可以被微生物当做食物的物质就会锐减，难闻的气味也就会随之大大减弱。

"你要赶快去刷牙了，嘴里味儿太大了！"

当口腔中唾液不足时，嘴里的异味也会加重。

### 光海君

朝鲜时代的一位王（1575—1641），名珲。曾致力于书籍编撰、史记整理，并开展与中国明朝及后金之间的外交往来。曾因为王位之争除掉自己的兄弟临海君和永昌大君，并废黜仁穆大妃，遭到后来的仁祖反政而被迫退位。

### 支气管

气管分为左右两部分直至肺，是呼吸道的一部分。支气管是气管的分支，在心脏的上方后侧分为两部分，前端像树枝一样延伸到肺内。

### 食道

是连接咽喉和胃之间的消化器官的一部分，管状。我们吃的食物经口腔从咽进入食道，食道肌肉收缩蠕动再把食物送到胃里。现通称为"食管"。

唾液本身具有杀菌作用，但在清晨，我们嘴里的唾液分泌量少，嘴里的异味也就会比平时要重一些。夜里唾液分泌量也会减少，随着口内变干，也会有异味产生。所以，早晨刚睡醒后可以多喝水，晚上则可以嚼口香糖或适当喝水，这些都可以减弱口中的异味。喝绿茶也是一个好办法。

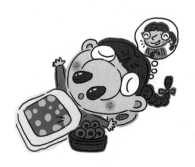

# 屁为什么是臭的

1977年8月，一个荷兰农夫的家里发生了一件奇怪的事情。农夫请来了兽医为自己家的牛看病，却发生了意想不到的事情。

兽医在仔细观察了牛的症状以后，认为牛的脏器可能有异常，为了更准确地确诊，兽医决定在牛的肛门中插入一根长管以便于做检查。

兽医首先把长管通过牛的肛门一直插入牛的腹内，为了确认牛体内的气体是否能够正常排出，他点

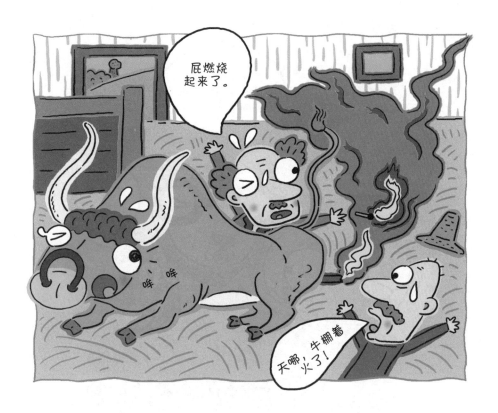

燃了一根火柴。

意想不到的事情发生了。

牛体内排出的气体竟然燃烧了起来。瞬间旁边的干草垛也被点着了，火越烧越旺，最后竟酿成了一场火灾。牛棚全部被烧毁，兽医和农夫也受了伤。

那么，为什么兽医要点燃火柴呢？

一般来说，生物在放屁时排出的气体是二氧化碳，这时即使点燃气体，也不会发生火灾。但是不吃肉类，只吃素食的生物放屁时就会排出甲烷气体，甲烷气体很容易被点燃。兽医原本是为了确认草食动物的牛体内是否存在甲烷，才点燃了火柴，不料想会发生这样的意外。

## 二氧化碳

碳完全燃烧产生的无色气体。在空气中的含量很少，植物利用二氧化碳进行光合作用并产生氧气。多用于饮料、消化剂、制冷剂等产品的制作。

## 甲　烷

最简单的有机化合物，无色无味可燃性气体，不溶于水。甲烷燃烧时火焰呈青白色。

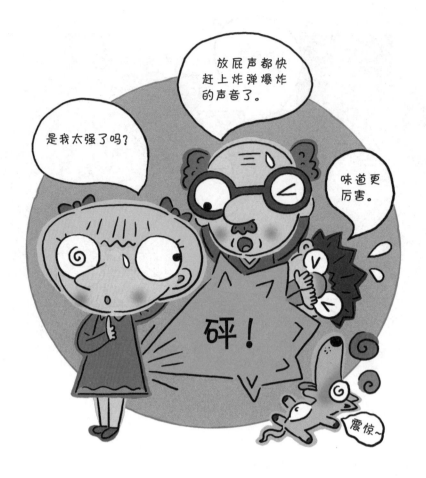

"砰！"

"谁呀？谁放屁了？"

口臭是通过呼吸器官排出的臭味，屁则是通过排泄器官排出的臭味。在人多的地方放屁是很丢脸的事情，所以有的人会尽量控制，偷偷地、小声地排出体内气体。即使这样，因为熏天的臭气也会马上被别人察觉。放屁为什么会有臭味呢？

存在于消化器官内的细菌能对我们吃的食物进行分解，并产生气体。吃得越快，产生的气体就越多，想要减少放屁的概率，就要减缓吃饭的速度。细菌分解食物所制造的气体，一部分会在体内被吸收，其余的部分就会被排出体外。经过细菌分解后，每产生0.5升的气体，人体就会排出其中的200毫升左右。

屁中含有氢气、氮气、氧气、二氧化碳气体、甲烷气体、硫等400多种成分。其中，氢气易于爆炸，硫则有奇怪的气味。

简单说，就是我们体内产生的氢和甲烷气体与食物中的硫结合，形成了难闻的臭味。

需要注意的是，虽然在别人面前放屁是一件很丢人的事情，但屁中含有苯并芘等致癌物质，如果长时间憋着不放，是不利于身体健康的。

所以嘛，想放屁的时候，一定要痛痛快快放出来。

**苯并芘**

有强烈的致癌作用。主要存在于汽车尾气、香烟烟雾和熏烤食品中。

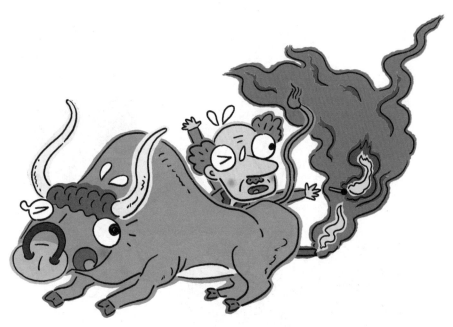

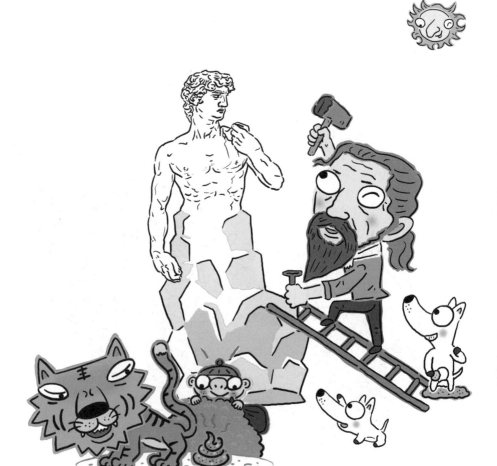

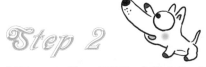

# 揭开鼻子和嗅觉的科学真相

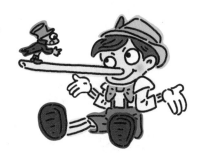

草食动物背向风吹来的方向睡觉的原因
因为极度臭味而闻名的法国国王路易十四
说谎，鼻子就会变大的匹诺曹
女人喜欢花的原因
喜欢香熏浴的瓦格纳
睡觉打鼾的安重根

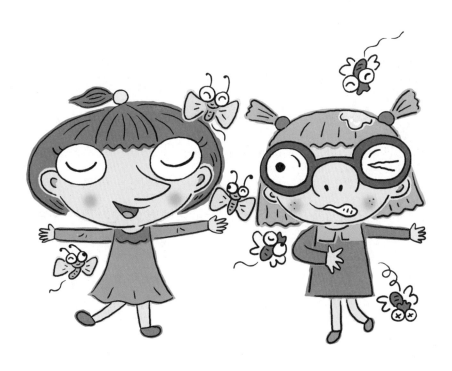

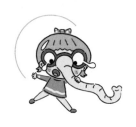

# 01 草食动物背向风吹来的方向睡觉的原因

**成吉思汗**
**(1162—1227)**

成吉思汗，名铁木真。古代蒙古首领、军事家和政治家。他在12世纪末到13世纪初期间，先后统一蒙古诸多部落，1206年被推为大汗，称成吉思汗（蒙古语"海洋"或"强大"的意思），建立蒙古汗国。元朝建立后，被追尊为元太祖。

传说有一天，成吉思汗带着心爱的猎鹰和随从们外出打猎，一心只专注于打猎的他，渐渐地将随从和猎鹰抛在了后面，一个人骑着马向草原的深处走去。

这时他觉得有些渴了，恰巧看到有泉水从旁边的岩石缝里一滴一滴地掉下来。他用随身携带的杯子接了一杯泉水正打算往嘴里送，突然心爱的猎鹰飞过来把杯子碰倒在地上后飞走了。成吉思汗拾起掉在地上的杯子，正打算再接一杯时，猎鹰又飞过来，把杯子叼走后扔到了很远的地方。成吉思汗非常恼火，呵斥道："平常宠你宠上天，把你惯坏了，这个臭家伙！"说完，在气愤之余，成吉思汗挥起刀杀死了猎鹰。

没有了杯子，为了喝到水，成吉思汗只有顺着岩石往上爬，希望能够找到泉水汇集的地方。当他找到那里，俯下身子要喝水的瞬间，看到有一条毒蛇死在了里面。这时，成吉思汗才恍然大悟，明白了原来猎鹰是为了救自己才三番两次打翻了杯子。

传说当然是为了突出成吉思汗是受上天保护的英雄，同时也告诉我们鹰是一种具有超常的、敏锐的视觉能力的动物。它可以看到是人类视距5~8倍距离的事物，并能以最快的速度猎取食物。但它们的嗅觉能

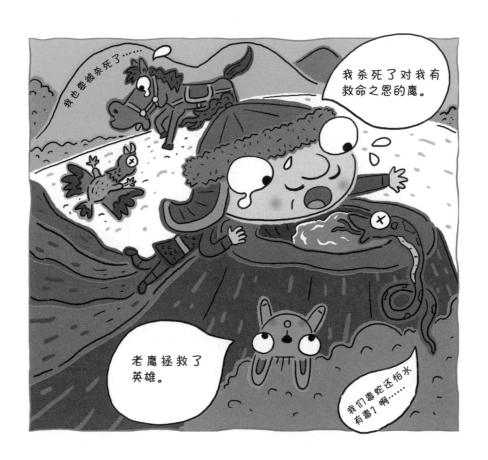

力却不大尽如人意。

这些鸟类的视觉，为了满足在空中俯瞰大地的生存需求，变得很发达，同时嗅觉对于它们来说就变得不那么重要了，因而逐渐退化。

与在空中生存的鸟类相比，陆地上的动物们它们的嗅觉是非常发达的。在丛林或大草原中，动物间奔跑能力的差异并不是非常大，只有早一步扑向猎物或提前逃跑才能达到生存的目的。而动物们想要找到伙伴或避开可怕的天敌，也都要依赖于嗅觉。这样，嗅觉自然进化得愈发敏锐。

因此，草食动物无时无刻不在观察着周边，并不断吸着鼻子嗅气味。即使睡觉都要让自己的头背向风吹来的方向。因为由于风向的原因，动物对于反方向的嗅觉能力会受到影响，一旦敌人从风吹来的反方向偷袭过来，很难在最佳时间逃避或提前对抗敌人，为了尽可能多地嗅到反方向的气味，它们才会朝着那一个方向睡觉。

对于草食动物来说，肉食动物的气味意味着死亡的警告；但对于肉食动物来说，草食动物的气味却是无法抗拒的诱惑。气味给这些肉食动物提供了猎取食物的机会，肉食动物在嗅到猎物气味的一瞬间会垂涎三尺，对食物充满了掠夺性。

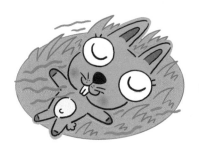

# 气味为什么能够刺激食欲

一天，音乐家莫扎特一边吃着自己喜欢的猪排，一边给妻子写信。

"知道我闻到什么味了吗？猪排的味道！不知道有多好吃，我正在祈祷着你的健康，享受美餐呢！"

莫扎特当时正闻着喷香的香气，享受自己最喜欢的美食。气味的诱惑不仅只对动物有效，人也一样，闻到美味的香气也会垂涎三尺。

为什么只是闻味道就可以刺激人的食欲呢？

这是各种感觉器官的综合反应，其中发挥重要作用的是眼睛看到的色感、咀嚼食物时的感觉和气味。能够唤起食欲的诱人色泽、咀嚼时感受到的心情和食物散发出来的香气都能决定味道。

"哇，看起来好好

**莫扎特**
**(1756—1791)**

奥地利作曲家，和海顿一起成为18世纪欧洲古典乐派的代表人物之一。创作了40多首交响曲、协奏曲、歌剧、钢琴曲、室内乐、宗教音乐和歌曲等作品。歌剧有《费加罗的婚礼》《魔笛》等。

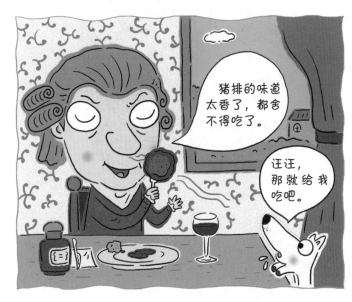

吃哦！"

"恩，很好闻的味儿！"

我们在没有尝到食物时，就已经通过色泽和气味有了自己的判断。在品尝的过程中，从鼻孔而入的香气更可以使人产生很大的幸福感受。

闻气味是人在吃东西之前的本能行为，一旦通过嗅觉确认食物是安全的，就能够踏踏实实地享受美食，所以，可以说借了嗅觉的光，人们才会产生更美妙的味觉。

人在闻到好吃的东西的气味时，口腔会自动分泌唾液，胃也会自动分泌胃液，从而为消化食物做好充分的准备。闻到美食的气味就会食欲大增的原因就在这里。

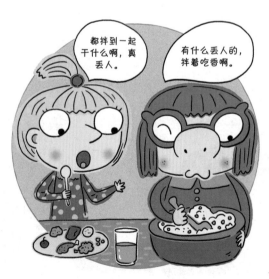

如果鼻子的功能不能正常发挥，食欲就会大大降低。你可以试着捏住鼻子，吃一下食物。你会觉得食物噎嗓子，也尝不到什么味道。所以，在感冒的时候，嗅觉功能受到影响，这时，吃什么都会觉得索然无味。

气味分子在温暖的环境下有从下向上升的性质，20℃~45℃左右的食物会让人觉得更加可口。刚刚做好的米饭、刚刚烤好的面包都是因为这个原因，才会更好吃，而已经晾凉的食物就没什么味儿了。

那么，在吃食物的时候，是很多种食物放在一起，混着吃好吃呢？还是一样一样单独吃好吃呢？拌饭或各类炒菜，由于集合了各种味道，当时闻起来会觉得很好吃。但如果是为了维持更好的味觉感受，还是一样一样分别吃好。

只有这样人体对气味和味道的感受才能更持久。我们要努力养成把不同菜分开吃的习惯，尽量避免拌饭等用餐方式。当然偶尔吃一下拌饭，感受一下多种味道集合在一起的乐趣也未尝不可。

### 365全方位科学　　色彩与减肥

"我要做个健康的人！我要减肥！"我们经常会听到身边的朋友或亲人们这样喊。保持适当的体重对身体健康是很重要的，减肥最有效、最科学的方式就是合理运动，适量饮食。但你可能想象不到，色彩也能减肥呢。

科学家们说，利用色彩减肥的方法，主要是利用了色彩中既有镇静效果又可以使食欲减退的一种颜色——蓝色。蓝色可以平息大脑的兴奋，抑制我们的假食欲，也就是"小馋嘴儿"，同时，蓝色还能促进我们身体内部的一种荷尔蒙的分泌，而这种荷尔蒙有抑制食欲的作用。

当我们在饭前或者吃饭时看看蓝色，就可以让我们放松心情，抑制我们的食欲，不知不觉地，毫不费力的达到减肥的目的。可以一边享用美食一边减肥的好方法，你也来试试吧！

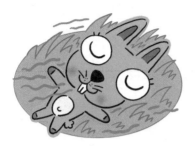

# 银杏树的秘密

**四溟大师**

朝鲜时代的一位和尚，俗名任应奎，字离幻，号四溟（míng）堂、松云、钟峰。唯政是其法名。僧科中举后，在壬辰倭乱时期，率领僧兵抵抗倭寇进攻，立下战功。1604年作为使臣东渡日本，救回战乱时期被捕的3000多名俘虏。

**直指寺**

韩国著名的古刹，位于庆尚北道的金泉市。是海印寺的分寺。由新罗讷祇王二年的高僧建造。高丽太祖时期，主持扩建寺庙的能如大师没有用尺，直接用手丈量后进行扩建，故得名"直指寺"。

"这是大师（和尚）特别珍视的一棵树，早年间大师做梦梦到一条黄龙盘旋在这棵树下。梦中惊醒的大师走到院子里一看，树下站着一个小孩。大师将那个小孩精心抚养长大。那个孩子就是后来的四溟大师。"

这是朝鲜正祖年间，一个人路过金陵直指寺时，从一个老和尚那里听来的故事。此后，这个人把四溟大师离奇的身世记录了下来。故事中提到的特别受珍视的一棵树就是银杏树。在韩国的龙门寺前也有一颗千年古银杏树存活到今天。从这些故事中记载的和现存的银杏树我们可以看出，银杏树是一种非常长寿的树种。

银杏树为什么能活那么长时间呢？这其中有三个秘密。

首先，银杏树是一种历经寒冷的冰河期存活下来的子遗树种，被人们誉为"活化石"。"银杏"这个名字意指种子是像杏一样的银色果实。

银杏再生能力和耐火性都很强。银杏树叶含有防虫物质，所以银杏树几乎没有病虫害。每年的5~6月，摘下一片银杏叶夹到书里面，就能防止虫蛀。为此，很多寺庙、祠堂都种植银杏树，这也是银杏树"长寿"的第一个生存秘密。

其次，银杏树是一种很特别的树，它是雌雄异株的。银杏树的雄株不结果，夏季张开的树冠可以纳凉又好看，适于在庭院栽植。雌株会结果，银杏果快要成熟时，在果皮上会散发出一种难闻的气味，不适合在庭院栽植。但是，很早以前的人们是无法任意选择雄株或雌株栽种的。因为只有过了20~30年

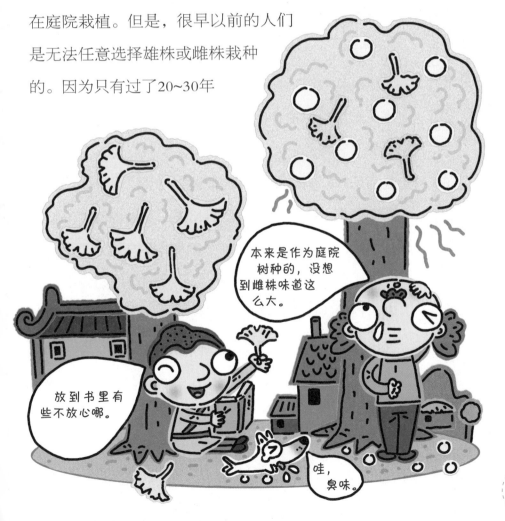

63

以后，到了银杏树结果的时候（漫长吧，要几十年才能长到结果期），人们才能辨别出哪株是雌株，哪株是雄株。这就是银杏树"长寿"的第二个生存秘密。

不过，现在我们不用再等漫长的几十年去分辨银杏树的雌雄了。从银杏树的树冠及树枝的形状，我们就可以分辨出雌雄株了。

再次，银杏树对环境的适应能力强于其他树种。它们的抗寒性强，对机动车废气的抵抗性也强，这是银杏树"长寿"的第三个生存秘密。

但真正使银杏树"长寿"的最大的生存秘密还数它的果实。果实的果皮散发出一种难闻的气味，可以防止动物或昆虫接近；外果皮剥落后，里面坚硬的内果皮牢牢地保护着生命的种子。外果皮中还含有含氢氰酸等有毒的物质，能引起动物皮肤发炎，多食果实会出现腹泻等症状。人吃了银杏也会出现身体不适，即便煮熟了吃，多吃也会引起腹泻。银杏树种子正是用刺鼻的气味、有毒的物质有效地保护了自己。

中医认为，银杏果是化痰止咳的特效药，银杏叶则可作为改善血液循环的药物加以利用。同时，银杏树还发挥了抵抗不良空气的特殊呼吸作用，是一种功效卓著的树种。

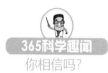

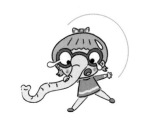

# 02 因为极度臭味而闻名的法国国王 路易十四

"哎哟，臭死了，味儿怎么这么难闻？"

"你以为你就干净啊？"

17世纪的欧洲还不像现在有完备的上下水设施，在连饮用水都无法保证的时代，洗澡其实是一件非常奢侈的事情。而且，当时还盛传着"如果在公众浴池里洗澡就会得病"的说法，人们都不爱洗澡，整个欧洲都变得脏起来。因此，虽然人们的身上都散发着臭味，但大家都认为这是很正常、难免的事情，也没有太在意。

王室的情况也没有好多少。上至国王下到王亲贵族个个身上都是臭气熏天的。其中以法国国王路易十四最为"臭"名远扬。

**路易十四**
(1638—1715)

对法国历史来说，路易十四不只是国王，更是一个时代。路易十四幼年即位，1661年，就在中国清朝的康熙皇帝登基的前一年，路易十四开始了亲政。在他的时代里，他实行"朕即国家"的专制统治，他的光辉笼罩了整个欧洲，法国也因为他的统治而更加强大。

## 凡尔赛宫

位于法国巴黎西南郊。是路易十四在1664年至1715年间修建的巴洛克风格的建筑，以豪华壮丽著称。美国独立战争、普法战争、第一次世界大战的和解条约都是在此签署的。

## 消化不良

胃肠对食物中营养物质的吸收能力出现异常，而发生的症状。通常因过食、过饮、摄入变质食物、感染、疲劳而引起，主要症状有食欲不振、腹痛、呕吐、腹泻等。

为了掩饰自己的恶臭，路易十四总是在身上到处喷洒香水，希望得到"最香的国王"的美誉。但即便是这样，臭味也没有消失，为此路易十四的心理深感负担。每当路易十四在凡尔赛宫设宴时，贵族们在为能够得到国王的接见而高兴的同时，也为忍受国王身上的臭味而受尽折磨。为什么路易十四身上会有这么刺鼻的臭味呢？

"陛下，只有拔掉牙齿才能不得病，身体才能健康！"

国王的主治医生错误地认为，路易十四的牙齿是国王患病的根源。他们把国王好端端的牙齿全部给拔掉了。这也正是路易十四不幸的开始。

由于牙齿全部被拔掉了，在喝液体的时候，一半以上都会流到鼻孔里面。在连接鼻子和嘴的腔道内，时常沾上食物的残留物，并时不时从鼻子里漏出来。这就使得路易十四嘴里的气味越来越大。

加上路易十四的食欲又异常旺盛，每次都要吃很多的食物。没有了牙齿，很多肉类都煮得很烂很烂，没办法正常咀嚼食物，消化自然也不会好到哪里。

为了治疗消化不良，路易十四每天都要吃泻药，一天要去10多趟厕所。有时碍于情面，还不能因为肚子疼就马上捂着肚子飞奔向厕所，有好几次还没到厕所，就已经止不住了。

就这样，因为不经常洗澡而产生的身上的味道，再加上口臭和大便气味，各种不好的味道混合在一起，就形成了路易十四身上让人难以忍受的恶臭的气味。

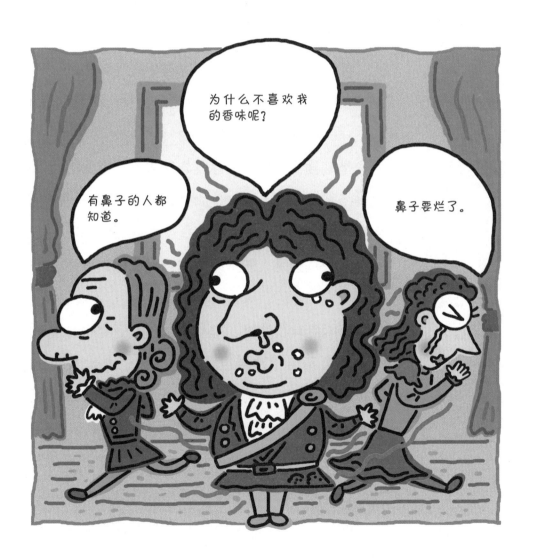

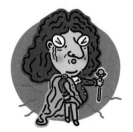

# 关于臭味

人们都不喜欢臭味，为什么呢？

要解开这个谜，首先要弄清什么是臭味。

臭味从字面上理解就是不好的气味，不利于人体的气味，或使人产生不快感的气味。前面已经提到，气味是某种物质的挥发性成分先传入嗅觉器官后，通过神经系统传入大脑产生的感觉。此时判断气味的好坏有两个基准。

一个基准是人们本能地逃避的气味，多是物质腐烂或变质产生的气味。

当闻到食物垃圾、排泄物、久置而变质的肉味，人们都会不自觉地转过脸去。因为，人体本能地认为，腐烂的气味是细菌分解物质、或发霉时散发出来的，表示存在某种疾病。我们在闻到这些气味的同时，会直觉地判断这种食物具有传播某种疾病的危险性，而本能地回避。有些人不喜欢清麹酱等食物的气味，就是因为这些食物的气味和腐败气味相近。基本上不会有人喜欢臭味的。

"是谁在胡同里大便，臭死了！"

**365全方位科学**

### 有臭味的花

提到花，人们就会想到它那美丽的花朵和芳香的气味，其实，还有一些花是散发臭味的。这些花"看起来像是在天堂，闻起来却似在地狱"，其中最著名的有海星花、魔芋、犀角（豹皮花）、凯式大王花、东方臭蒿等。

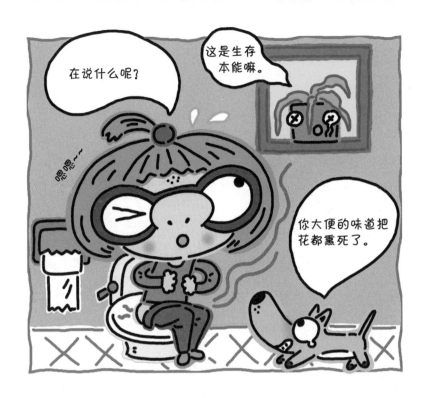

“不是，你弄错了。是有人在煮清麹酱。”

另外一个基准就是根据个人不同的记忆或取向显示不同的反应。这种反应多依赖于经验而生成，当某种气味与不美好的记忆缠绕在一起的时候，会出现不快的反应。当然，这种反应并不是普遍性现象，只是因人而异的特例。

不论人类还是动物都不喜欢臭味。在充满恶臭的垃圾场，以及清理不及时的厕所里，甚至很少有花草生长。即使把花放在干净的厕所窗口上，过不了多久，花也会变得枯萎。即使是只要有阳光、水和泥土就能生长的植物，也无法抵挡臭味。人如果长时间持续处在臭味环境中，会出现头痛，甚至呕吐的症状。所以躲避臭味，喜欢香味，是生物的生存本能。

**清麹酱**

韩国的一种调料。把煮熟的黄豆进行发酵后，磨成末与盐和辣椒面一起熬制成的酱。主要用在火锅料理中。

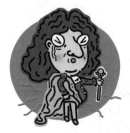

# 为什么人们讨厌腥味

除了臭味，人们通常也都不喜欢腥味，即使一边享受着鱼的美味，也会嫌恶腥味。因为不喜欢腥味，人们在做菜的时候总是千方百计去腥、也会把活鱼煮熟后再吃。为什么人们讨厌腥味呢？

"腥味"指的是从生豆、鱼、动物的血等散发出来的难闻气味。通常，死的海鲜会散发出这种"腥味"。那是因为，鱼死后就会失去新鲜状态，并产生胺类物质。随着胺类增加，脂肪氧化，腥味逐渐加重。鲅鱼脂肪酸含量较多，腥味就较其他鱼类要重，所以我们通常将鲅鱼腌渍后再吃。盐可以在防止鱼腐烂的同时，还能消除些许鱼腥味。

从海上捕捞来的鱼都会在港口进行交易，因此，港口的空气中总是弥漫着浓重的鱼腥味。这种鱼腥味就是海鱼在腐烂时散发的气味。不仅是在海水中生存的鱼类会在死后散发腥味，淡水鱼死后也会有腥味。

相反，在没有死鱼的干净海岸，或茫茫大海中就很难闻到腥味。新鲜活鱼是不会散发腥味的，捕捞后经过1~2小时的鱼也不会有腥味。

**胺**

有机化合物的一类，蛋白质的分解过程中，可以产生胺。胺的碱性强，可与酸作用形成盐。

**鲅鱼**

学名马鲛，体侧扁而长，银灰色，有暗色的横纹或斑点。性情凶猛，以小鱼为食。通常还被人们称作燕鱼、板鲅、竹鲛、尖头马加、青箭等。

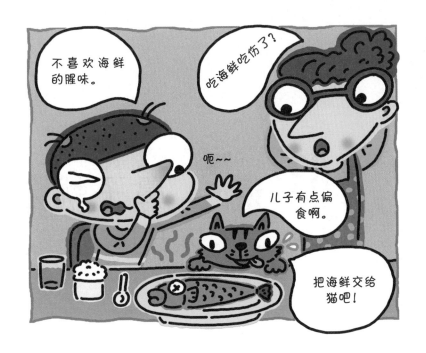

"只有海鱼有鱼腥味吗？"

"淡水鱼死后也有腥味。"

鱼和贝类的肉，照比在陆地生存的动物的肉更容易分解。这是因为，鱼和贝类的肌肉和兽类肌肉不同，它们含有不饱和脂肪酸，经过酶和细菌的作用会很快分解。而在寒冷条件下，细菌的分解作用得不到正常发挥，因此把鱼放到冰块上或放到冷藏库中，就不会腐烂产生腥味。

总之，人们把鱼腥味归结为是鱼变质的信号，认为吃了变质的鱼会损害健康，本能地产生厌恶心理。豆子生着吃也会闹肚子，从这种意义上讲，生豆子的气味也被人体判断为危险的气味。但腥味比完全腐烂的气味要容易被接受的多，因此，人们在充满鱼腥味的海鲜市场买海鲜时，也会觉得是理所当然的事情。

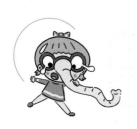

# 03 说谎，鼻子就会变大的匹诺曹

"说谎，鼻子就会变大的哦！所以你要听话，好好学习！"

有一天，杰佩托爷爷用木头作了一个木偶，并取名为匹诺曹。杰佩托爷爷为了匹诺曹能够成长为一个正直的人，告诉他：说谎，鼻子就会变大的。

但是事情没有如杰佩托爷爷的期待发展，匹诺曹好像不太爱学习。终于有一天，匹诺曹为寻找没有学校和书本的快乐世界，开始了长途旅行，在旅行途中，他吃尽了苦头。差点被狐狸和猫骗走金币，在永远可以玩乐的王国里变成了不停干活的驴子，也曾被鲸鱼抓住，九死一生逃脱出来。最后，匹诺曹回到了家，并竭尽全力地去做一个好孩子，最终在好心的仙女的帮助下变成了一个真正的小男孩。

小木偶匹诺曹的故事是卡尔洛·科洛迪于1881年开始在意大利《儿童报》刊登的连载童话，由于广受欢迎，多次延长连载，并在1883年集《木偶奇遇记》一书出版发行。从匹诺曹故事的编写到现在，虽然已经过了100多年的时间，但由于生动的故事内容，直到现在仍然受到全世界孩子的喜欢，也给人们留下了"说谎，鼻子就会变长"的说法。

卡尔洛·科洛迪
(1826—1890)

　　意大利著名儿童文学家，以童话作品《木偶奇遇记》闻名世界。作品通过现实主义的笔触，描绘了一个空想的世界。

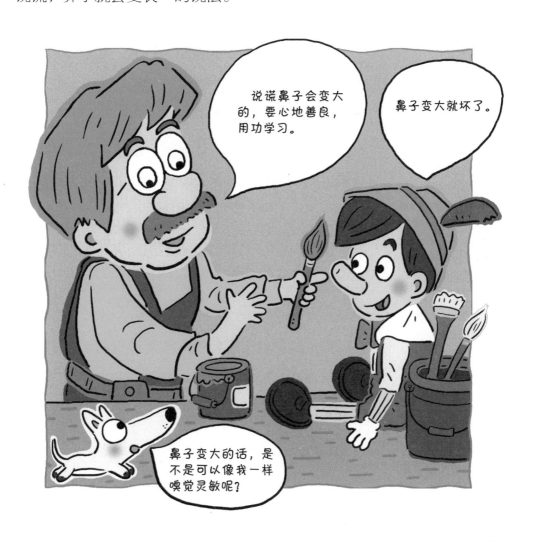

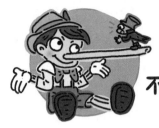

# 不说实话，鼻子真的会变大？

就像童话里的匹诺曹一样，人的鼻子也会在说谎时变大吗？

根据科学家的研究表明，虽然无法用肉眼看到，但在说谎时，人的鼻子确实会稍微变大。不只是在说谎的时候，在气温改变的时候，生病的时候，对某种东西过敏的时候，生气的时候，鼻子的大小都会发生一些微小的变化，只是这种变化我们无法用肉眼看到而已。

说谎时，虽然外表上看不出来鼻子大小的变化，但说谎的人自己是可以本能地意识到这种变化的。

因此，为了掩饰这种别人看不出来的变化，人在说谎的时候就会不自觉地重复进行用手触摸脸部等"身体自我接触"的动作。通常情况下，人们会捂住嘴或是摸鼻子。这些小的动作，都是我们在自己说谎时想让身体保持镇静、沉默的本能体现。

"那个人为什么总不停地摸鼻子啊？真奇怪！有什么事儿吧？"

从科学角度来分析这种现象，说谎时鼻子会变

**过　敏**

机体对某些外界刺激或药物的感受性不正常地增高的现象。这种过敏症状包括过敏症、打喷嚏、起疹等病状。

大的原因，是因为说谎时鼻子内的血管组织会膨胀充血，鼻子会有点发痒，所以人们才会不自觉地摸鼻子。我们把这种现象叫做"匹诺曹"现象。

当人们故意说谎时，大部分人都会产生紧张情绪，随之就会发生生理变化，鼻子内部受到这种变化的影响，逐渐发痒起来。在一些测谎实验中，检验者往往都会注意观察交流过程中，被测试者摸鼻子的次数，也正是因为这个原因。

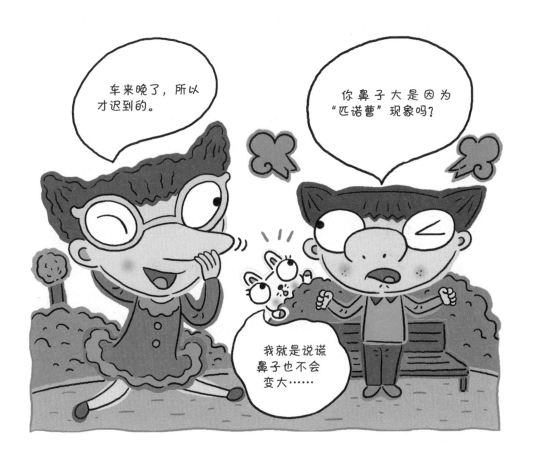

1999年5月，美国芝加哥嗅觉及味觉研究所所长艾伦·赫奇博士成功证实了"匹诺曹"现象的存在。他对时任美国总统的克林顿向国会提出证词的录像进行了分析后认为，克林顿总统在叙述后来被确认为不真实的证词时，用手触摸鼻子的次数显著增加。在短短1分钟的时间里，克林顿26次触摸鼻子，紧张不安的心理表露无遗。所以，如果一个人在对话中，频繁摸鼻子，那他在说谎的可能性极高。

换个角度讲，兴奋或紧张时，触摸鼻子可以起到稳定情绪的作用。从这种意义上讲，摸自己的鼻子是一种自我抚慰的行为，即使是动物，当抚摸它的鼻子时，也会心情愉悦起来。

"啊哈，所以抚摸狗和马的鼻子时，它们才会一动不动啊！原来是在享受这种感觉啊！"

**365科学趣闻**　　揭穿他的谎言！

除了摸鼻子之外，人在撒谎时还会有一些其他不自觉的小动作。例如：口吃、清咳喉咙、避免凝视、眨眼、多喝水、吞唾液、咬手指，等等。如果仔细观察，我们也能揭穿说谎者的谎言。

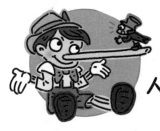

# 人们相信别人的原因

古希腊名医希波克拉底在看到有些医生滥用医术时，曾忧心忡忡地说道："一定要经过全面细致的观察，得出合理的诊断。不能用大致的认识，草率进行诊断。"

从古至今，不讲求科学，用四处拼凑的浅显医学常识胡乱诊治的医生不在少数。因此引起的医疗事故也从未间断。其中，有些患者是图便宜，找到这些庸医，但也有是因为对这些医生的盲目信任导致的。还有那些自称可以预知未来的算命先生，到处宣称可以帮助别人发大财的骗子，等等。

为什么会发生这种事情呢？这都源于人类对他人的信任感。骗子们通常都会想方设法先让对方完全放松警惕、安下心来，然后才施展骗术，最终得到自己想要的东西。

那么，受骗上当的人又为什么会相信这些骗子呢？

据瑞士苏黎世大学2005年发表的研究结果，生物在相信其他生物时，会分泌较多的缩宫素。缩宫素

**希波克拉底**
(前460—前377)

古希腊医师，西方医学的奠基人。他认为，医师治疗的不仅是病，还有病人。主张在治疗中结合病人的具体情况，对症治疗，重视卫生饮食疗法。他的医学观点对以后西方医学的发展有重大影响。

**缩宫素**

脑下垂体后叶荷尔蒙的一种，用于子宫收缩激素、子宫收缩剂或镇痛剂，对人乳的分泌亦有促进作用。

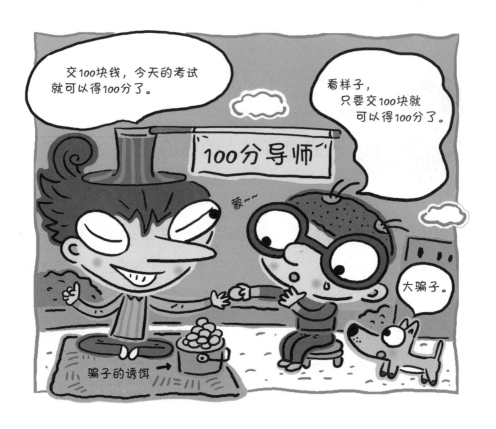

可以诱发生物的社会属性，如刚产下的幼仔会循着缩宫素的指引找到自己的妈妈。苏黎世大学研究小组认为，如果把缩宫素喷洒到某个人的鼻子上，这个人对别人的信任感就会瞬间翻倍增长，如果用在动物的鼻子上，就可以让动物放松警戒心理。所以，骗子或一些造假者为了让对方相信自己，所使用的办法都是使受骗人充分分泌宫缩素后，以达到自己的目的。

"这个人怎么一点陌生感也没有，有一种似曾相识的感觉呢！"

人们对于经常见到的面孔会自然地产生亲近感，当从对方那里得到看起来合理的信息后，会分泌大量的缩宫素，同时产生信赖感。有研究表明，人在与他人有肢体接触时会产生缩宫素。这表明，缩宫素是通过嗅觉确立对对方身体的信任感的一种信任激素。

另外一些研究则表明，人对于似曾相识的普通相貌也会普遍具有好感。

英国艾普顿大学的研究调查表明，当把很多张照片发给学生，让他们从中挑选最值得信赖的面孔时，大部分人选择了与自己外貌相似的人。特别是关系到钱财的问题上，这种倾向更为明显。

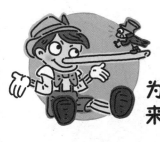

# 为什么人们爱用"鼻梁高挺"来形容性情倔强傲慢的人

**奥黛丽·赫本**
**(1929—1993)**

美国女演员，生于比利时的布鲁塞尔，1954年因出演《罗马假日》获奥斯卡最佳女主角奖。她以清新脱俗的美貌和感性的演技，成为风靡世界的巨星。主要作品有《罗马假日》《窈窕淑女》《蒂凡尼的早餐》等。

奥黛丽·赫本以电影《罗马假日》蜚声世界，此后她以可爱的外形引领了无数时尚潮流，作为一名国际巨星，奥黛丽·赫本息影后，仍然热衷于救助贫困国家儿童的公益事业。

作为一名成年人，奥黛丽·赫本拥有了华丽而充实的人生，但童年时的她并没有得到过多少幸福。她的父亲是一个英国人，母亲是一位波兰贵族的后裔，她骄傲的鼻梁高挺着，经常对身边的人颐指气使，父亲无法忍受母亲的傲慢，与母亲离婚后回到了英国。

这里所说的"鼻梁"是什么呢？其实，它隐含的意义是"人的自尊心"。那么人们为什么又要用鼻梁高挺笔直来表述一个人的骄傲倔强呢？

在人扁平的面部上，鼻子是唯一一个立体器官。从侧面看去，眼睛和嘴都是平面构造，只有鼻子在此时显得更加挺立。鼻子对面部表情的影响不大，但却会左右整个面部的氛围和气氛。所以，人们在想起某

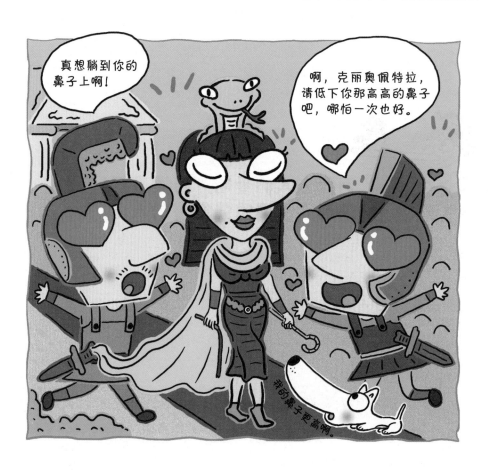

个人时自然会联想到他鼻子的样子。

帕斯卡曾经说过，"如果克丽奥帕特拉的鼻梁再稍微低一点点，世界历史可能就要改写了。"意思是说，克丽奥帕特拉哪怕能稍微再丑一点点，或许古罗马的将军们就不会陷入爱中不能自拔了。帕斯卡的这句话说明了我们的鼻子在整个面部占有多么重要的位置。

越有立体感的鼻子，给人留下的印象就会越深刻，特别是鼻子小巧、挺立的女性会更具有魅力。所以，在童话或漫画故事中登场的女主角往往都会有高挺的鼻梁。

在通常情况下，女性们是不会很轻易地接受男性的求爱的。有些女性，即使遇到心仪男性的求爱，在开始时也会冷淡处之，最后才会接受求爱。此时，我们常常会说，这个男人让女人低下了"高高的鼻梁"。用鼻梁形容着女性自尊心的理由也正在于此。也因为这样，在表述一个自尊心很强的人的时候，我们常常会用"高挺的鼻梁"这个词。

另一方面，当人稍微仰起头看向对方时，鼻梁的位置会更高，所以"鼻梁高"也包含着"傲慢"的意思。这里的"鼻梁高"并不是指鼻梁本身高，而是说这种傲慢的姿势使得鼻梁的位置显得高了。

**帕斯卡**
**(1623—1662)**

法国著名的数学家、物理学家、哲学家和散文家。他建立了直觉主义原则，反对宗教的"异端审问论"。发表了《关于圆锥曲线论》《概率论》等理论，发现了"帕斯卡定律"。著有《冥想录》。

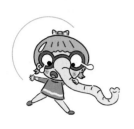

# 04 女人喜欢花的原因

法国著名作家小仲马的代表作《茶花女》是一部传世不朽的作品。主人公玛格丽特是个美丽的农村姑娘，为了生存，她独自一人来到繁华的巴黎谋生。生活的艰辛和不公平遭遇使她不得已做了上流社会的交际花。富家青年阿尔芒赤诚的爱恋重又激起了玛格丽特对爱情生活的美好向往。但是，阿尔芒的父亲反对这门婚事，逼迫她离开了阿尔芒。不明真相的阿尔芒气愤之下用玛格丽特的女友来羞辱她，使得玛格丽特最终在贫病交加之中含泪死去。

《茶花女》一书一经出版就引起了整个法国的轰动，由此改编而成的戏剧更是深深打动着无数观众的心。

当时也有很多人产生了和我们一样的疑惑，在剧

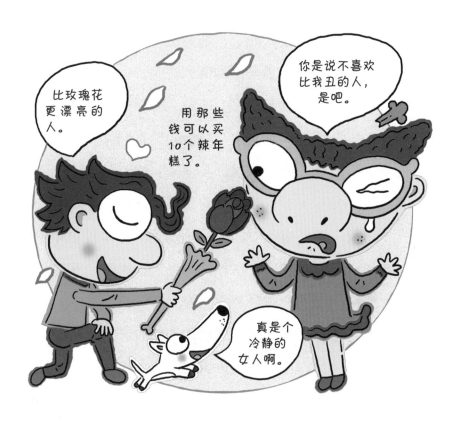

中，当玛格丽特被问到"为什么只喜欢山茶花呢？"时，主人公玛格丽特回答：

"别的花太香，呛得我头疼。"

19世纪中叶的法国流行佩戴各种花朵，山茶花就是其中之一。普通人对大部分花香都不会产生反应，但玛格丽特却因过敏症对大部分花产生反应，唯独对山茶花不会。

从这个故事中，我们能体会到对于花朵来讲，最重要的部分就是花香。人们会因为花美丽的外形而喜欢上赏花，但更多的人却更喜欢闻花香。

特别是女性更喜欢花。所以自古以来，男人为了俘获女人的心，都会献上美丽的花束。那么，为什么女人比男人更钟情于花呢？

要解释这一点，最合理的理由似乎就是"浪漫"。现实主义至上的男人们喜欢实用的礼物，但女人们却更喜欢沉浸在美丽的幻想世界，因此会喜欢可以充分代表浪漫的花了。当然，这只是大体的趋势，并不是绝对的。一些婚后的女人们常常会变得比男人还要现实，这种情况也告诉我们"不实用＝花"并不是所有时候都成立的。

科学家们通过进一步的研究发现，女人喜欢花的更深层次原因是嗅觉。女人的嗅觉比男人更为灵敏，因此，对于花香也必然会比男人敏感。再漂亮的花，如果没有花香，人们对它们的喜好程度也会大打折扣。

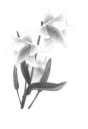

相对于嗅觉器官，男人对视觉情报的获取能力更为敏锐，因此对于花香就不会产生像女人那样强烈的兴趣。男女同去赏花时，大部分男人是看着花散步，而女人们则更热衷于闻花香。这种差异的产生与男女间嗅觉敏感程度的差异密切相关。

关于花，有很多有趣的例子。当男女之间有了一些了解后，男人往往通过女人对花的反应来了解女人的心理。根据日本科学家的一项相关研究显示，善于结交女友的男人们通常会把女人带到花店后，静观女人的反应，借以看透对方的性格。

"太漂亮了！"

"真香啊！"

这两种不同反应体现了两类女人的不同性格特征。前一类女人是依视觉感观客观地评价花，而后一类型的女人则依赖于嗅觉，本能地体会事物。

这种不同的反应表明，前一类型的女人更趋于理智、沉着、冷静的性格；而后者则更趋于感性，会根据不同的气氛氛围，积极表现自己的感情。不论如何，女人始终都是比男人更喜欢花，这是毋庸置疑的。

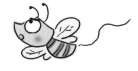

## Tell me why

# 叶子的颜色

为什么一到秋天叶子的颜色就会发生变化呢？

树叶里含有了绿色的叶绿素和黄色的叶红素，在春、夏两季，叶绿素的含量远远大于叶红素。因此，树叶看起来是绿色的。

到了阳光照射不足的秋季，树叶无法合成足够的养分。树木为了不让水分流失，就会切断树叶与树枝间的通路，使叶绿素死亡，只剩叶红素。所以树叶就变成了黄色或红色。

枫树、银杏树和栗子树的叶子，都会在秋天变黄或红，但以松树为代表的常绿树木，即使在寒冷的冬天，依然会有绿色的叶子，迎接风雪的侵袭。这是因为，常绿树木的叶子都是细长状的，水分不易被蒸发。

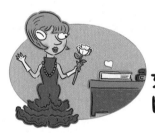

# 女人对花香的反应比男人敏感的原因

**蝴　蝶**

昆虫，翅膀阔大，颜色美丽，静止时四翅竖立在背部，腹部瘦长。吸花蜜。种类很多，有的幼虫吃农作物，是害虫，有的幼虫吃蚜虫，是益虫，简称"蝶"。

女人喜欢芬芳的花香还有另外一个隐藏的秘密。要想知道这个秘密，就要首先认识花香的本来目的。

花儿们总会吐露芬芳，这是为了引诱更多的蝴蝶或蜜蜂。

"喜欢这个香气就快点过来吧！"

花香的挥发性很强，可以传到很远的地方，远处的蜜蜂和蝴蝶会循着花香找过来。特别是在漆黑的夜里，即使再鲜艳的颜色也没有任何意义，飞蛾们只能循着芬芳的花香来到花丛中，花儿只有通过花香才能引来其他动物。

蜜蜂和蝴蝶在采蜜时，身上会沾上花粉，当它们在花丛间飞来飞去、辛勤工作的时候，就缔结了雌花和雄花的姻缘。因此，花香既是成熟的热情，也是为了生命的呐喊。

人们对花香也会产生相似的感觉。花香是预示着生命力、年轻和热情的信号，女人们每当闻到花香，就会感受到朝气蓬勃的年轻的力量。正是因为这样，比起萎蔫下垂的花，女人们更喜欢华丽盛开、生命力旺盛的花。特别是处于身体周期上升期的女性，对于这种花香的反应，较常其他女性要敏感得多。

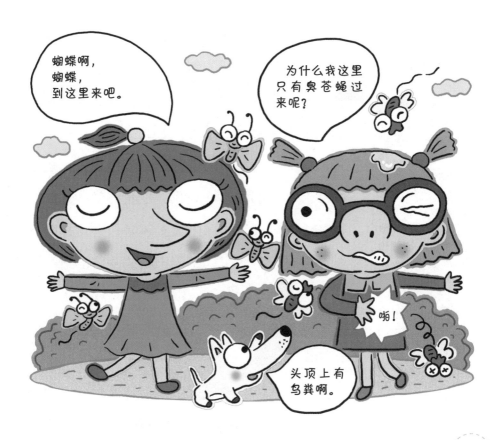

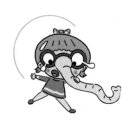

# 05 喜欢香熏浴的瓦格纳

**瓦格纳**
(1813—1883)

德国作曲家，受贝多芬、巴赫等影响，致力于在歌剧中综合音乐、诗歌、表演等多种元素，创作了很多巨作。作为德国浪漫派的主要代表，他的代表作包括评论《歌剧与戏剧》，歌剧《漂泊的荷兰人》《汤豪塞》等。经典乐剧《特里斯坦与伊索尔德》利用综合艺术、主导动机、和声等要素体现了他的乐剧理念。

"她的心中充满了智慧和高贵，她的唇齿间吐露出香气和平和温暖的气息，你们没有感觉到吗？只有我能听到那种旋律。她传递着喜悦，在窃窃私语，在温柔地安慰着我，她进入我的身体内，用柔和的音色轻声低语。用如此清雅的声音围绕我的，是香气升起的波浪吗？那波浪涌向我，把我的身体卷起。我要把这些波浪吸入我的体内吗？还是只是这样静静聆听？把波浪吸到身体里，是要把我的身体交给波浪？还是醉死在花香中？"

这是德国音乐家瓦格纳的歌剧《特里斯坦和伊索尔德》中"爱之死"的一个场景描写。仔细看几遍上面的描述，你会发现这里前后几次提到了"香气"这个词。看似是偶然的巧合，但事实并非如此。瓦格纳原本就十分喜欢香气，他的作品创作和旋律研究，几乎都是在浴池的水中，一边闻着香气一边完成的。有的时候，他会往浴池里倒入很多香水，连续几个小时在里面浸泡着。

"唯有好的香气渗透到身体里，才会有好的作品，浴池里一定要弥漫着香气。"

这是瓦格纳经常挂在嘴边的一句话。在瓦格纳的消费支出中，购买香水和丝绸是最大的消费，瓦格纳对香水的痴迷也可见一斑。据说他特别喜欢鸢尾香水。除了香水，他还喜欢穿从东方买来的丝绸衣服。

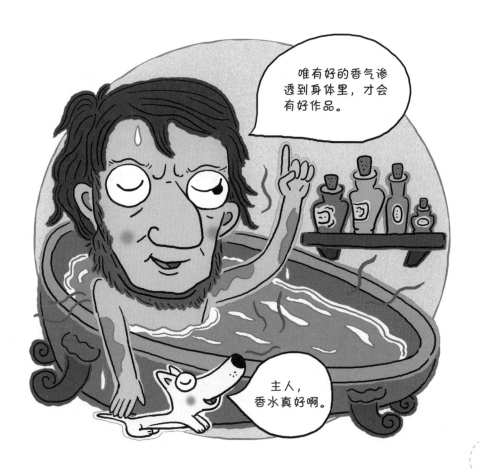

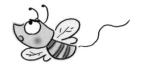

# Tell me why

# 迷人的香水与体臭

提到香水，人们就会想到迷人的香气、漂亮的包装瓶。香水已经成为现代人提升自我品味的一个重要部分了。人们很难想到，香水的风行竟然是和难闻的臭味联系在一起的。

早在十六、七世纪的法国，人们认为洗澡是一种医疗手段，如果没有医生的吩咐，就是巴黎上流社会的绅士、淑女们也绝不轻易洗澡。当时的医疗常识认为，体臭味越重，说明人的身体健康状况越好。在这种"时尚"的推动下，今天我们认为代表时尚流行尖端的巴黎，气味并不是那么高雅。尽管体味被认为是健康异的标志，但毕竟难闻。于是，用来与体味抗衡的香水便风行整个欧洲了。

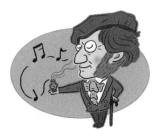

# 男人、女人与香气

前面讲到的瓦格纳的故事只是个特例，一般情况下，相对于女性来说，大部分男人对香味的反应是比较迟钝的，也不喜欢太过浓烈的香气。女人却是本能地钟情于香味，并为之深深吸引，这一点与男人有很大的差别。

当男女双方见面时，矛盾就产生了。约会前女人们都会刻意在身上，甚至携带的物品上喷洒香水，为

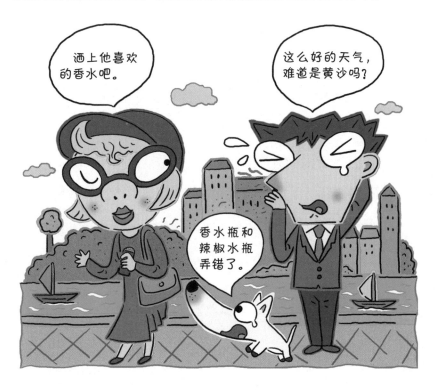

**打造高品位**
不同季节妙用香水

**春季：**

气温偏低，但气候已开始转向潮湿，香氛挥发性较低，适宜选用清新花香或水果花香的香水。

**夏季：**

气候炎热潮湿，容易出汗，要选择气味清新、挥发性高的香水。

**秋季：**

气候干燥，秋风送爽，可选用香气较浓的香水。

**冬季：**

在厚厚的衣物下，更需要浓浓的香氛驱走寒气，清甜的花香和辛辣调的浓香都是理想的选择。

的是给对方留下好印象。她们以为男人也会和女人一样喜欢香气。其实并非如此。

著名的盖洛普机构以英国女性为对象进行了一次调查，结果表明，比起男性的衣着、发式等，大多数女性对男性的香气更有好感。正因为她们喜欢香气，所以自己也想用香气吸引男性。

遗憾的是，男人们往往远远无法满足女人们的预期。虽然也有少数男人主动喷香水，但也只是在手绢上滴几滴而已。干脆不使用香水的更占多数。不仅如此，当女人身上的香水味过于浓重时，男人们甚至会产生不快感。这是为什么呢？

关键在于香气的浓度。香气有能够俘获人心的超常本领，但只有像淡淡飘出的肥皂香、轻轻掠过鼻尖的淡香一样自然的香气才会有这种强力的效果，特别是对于男性更是如此。

这种差异也会因香水材料的不同而产生。

香水的基本制作材料一般都是植物性物质，在这点上男女没有差异，但女性用香水追求柔和的香气，而男士香水则追求隐隐的、含蓄的香气。此外，女性香水强调营造像茉莉香和蔷薇香一样甜蜜迷幻的感觉，男性香水一般都有柠檬香或薄荷香，给人以愉悦感。想利用好香气，给对方一个好印象，就一定要注意这些细微的特性。

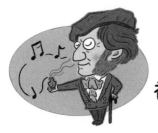

# 香气可以治病吗？

香气除了闻起来好闻之外，现今也越来越多地被应用到其他领域。最受现代人欢迎和推崇的就是用香气治病，人们称这种疗法为"芳香疗法"（或"香气疗法"）。早在几千年前的中国和埃及就已经有这种方法了。

一般是从植物的果实、根系、茎、叶子中萃取带有香气的物质后，通过呼吸系统和皮肤进入人的身体内，使身体变得越来越健康。

通常的使用方法是把混有香精油的水进行加热后，使香气四散，再经过呼吸吸入人体内，或是在浴缸里滴上几滴后泡澡，让皮肤把它们自然地吸收进去。

现代芳香疗法起源于一个很偶然的事件。第一次世界大战期间，法国化学家加德弗塞在一次实验中不小心烫伤了手。

"哎哟，烫！"

慌忙中，他把缩回来的手放进了旁边的薰衣草油桶。烫伤的时候应该马上用凉水消散热气，但当时，

## 芳香疗法

芳香"Aroma"，意谓芬芳、香味，是一种渗透入空气中看不见但闻得到的细致物质；疗法"Therapy"，意谓对疾病的医疗。芳香疗法"Aromatherapy"是一种辅助性疗法，是与正统医疗相似，但并非取代正统医疗的护理方法。利用从植物中提取的100%纯精油，以促进健康状况、疾病预防、美容等为目的进行的治疗方法。

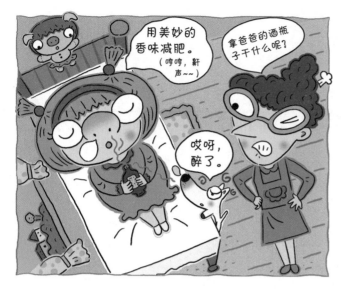

他情急之下，见到液体就把手伸进去了。这一伸不要紧，神奇的事情发生了。被烫伤部位的疼痛感竟然很快就消失了。

"哦！消肿了，还止痛了！"

从这起偶然的事件开始，加德弗塞开始了更进一步的研究，香薰疗法逐渐受到人们的关注。

"薰衣草香，可以稳定情绪。"

"迷迭香可以刺激大脑，使人保持清醒。"

"玫瑰香，能让人产生幸福感。"

"那都是错觉，只不过是沉醉在香气里，才会有那样的感觉！"

对于芳香疗法，有人认为只有长时间的坚持，治疗效果才会显著，嗅到的香气还可以减肥；也有人说那只是心情变化时一时产生的错觉，治疗次数越多，效果越差，而且每个人的反应也不同，高血压患者和孕妇对于强烈的香味还会产生抗拒反应。

所以，芳香疗法并不是完全意义上的疾病治疗方法，它更适合健康的人在疲劳时转换心情使用。不管怎样，人们在闻到好闻的香气时，心情总会好许多，心绪也会逐渐平静下来。

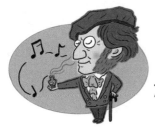

## 为什么在林中散步有利于健康

"强……强……强盗来了！"

17~18世纪的欧洲出现了很多陆上强盗。这些强盗经常骑着马出没在林中，抢夺路过林子或在林子里约会的人们的钱财后，便迅速消失得无影无踪。这些强盗都是顺着高处的路逃跑，人们便称他们为"高路人"（Highwayman）。后来人们在建设可以高速行驶的道路时，把这种道路比作以极快速度逃跑的强盗走的路，即"高速公路"（Highway）。高速公路这一名词的来源是不是有点莫名其妙？但事实就是如此莫名其妙。

虽然现在这种被抢的事情少多了，但在约会的时候被抢的案例也还是存在的。那为什么恋爱中的人还是要往树丛里头钻呢？原因固然很多，不过根本原因还是他们都想找一个专属于两个人的场所。以前的约会场所可远没有现在这么多样，恋人们为了能够独处，只有到林子里约会了。

"置身林子里，心情舒畅，很放松啊！"

由于树的生态调节作用，林子里可以保持一定的

**瓦克斯曼**
(1888—1973)

美国生物化学家。1888年出生于乌克兰。在放线菌中发现了链霉素等抗生物质，并致力于这些抗生物质的开发和利用。由于他在这方面的突出贡献，1952年被授予诺贝尔生理学或医学奖。

温度和湿度，置身其中的人自然会感觉到舒适惬意。人们在看到各种各样的花儿时，可以充分感受绚烂的生命力，闻到树的香气时则能让不快的情绪消散。因此，在林子里约会，既有利于健康，又可以感受到幸福，真可谓是一举两得。

科学研究表明，树木可以释放出一种植物杀菌素，这种植物杀菌素的发现者是美国学者瓦克斯曼，这个词的原意是"杀死植物"。

在很久很久以前，人们为了治疗肺结核会选择进入林中呼吸新鲜空气，并把此时进入人体、并杀死

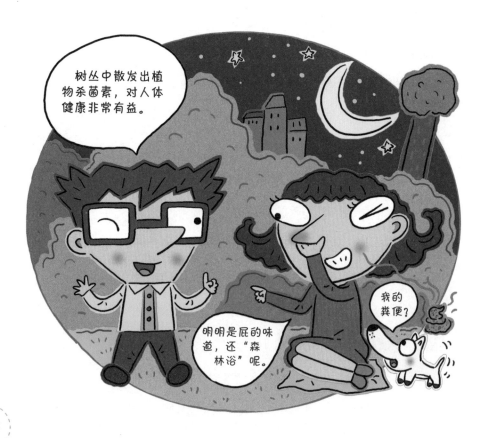

病原菌的抗菌性物质称为植物杀菌素。据说在林中吸入植物杀菌素，可以减轻心理的负担感，强化心肺机能，内脏也会随之变得更加健康。所以，现在的人们崇尚"森林浴"，并时常会去林中漫步。

那么，树为什么能够合成植物杀菌素呢？这是因为树木不像动物可以移动，所以当有害虫或病原菌入侵时，必须有相应的防御对策，植物杀菌素就发挥了这样一个防卫作用，可以说，树木合成杀菌素是出于一种自我防卫的本能。

例如，我们常常可以闻到松树散发出的强烈的松脂味，这种松脂是松树分泌出来的一种黏稠的液体，具有特殊的香味。松脂不仅可以驱赶虫子，还可以杀死病原菌。除了松树，其他的很多树种也都有类似的功能，正是因为有了这些树木，林子里的空气才如此清新洁净。

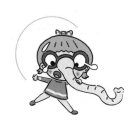

# 06 睡觉打鼾的安重根

安重根是一个性格豪爽，平时十分喜欢喝酒的人。但自从有一天，他和战友们一起发誓要为了祖国做一件大事后，就再也没有沾过酒。他坚定的意志力可见一斑。

1909年10月26日，安重根在中国哈尔滨的车站成功暗杀伊藤博文后被捕入狱。在审判法庭上，他慷慨陈词，要求以战俘身份出庭（反对按一般的杀人被告出庭），连辩护的日本律师都被其英雄气概折服。

此后，安重根和事件相关参与者一起被关在了牢房。虽然大家为自己能够为祖国做一件大事，实现了诺言而骄傲，但想到接下来要承受的酷刑，有些人面色凝重起来。他们知道，杀死了日本的政治头目，日本人肯定不会善罢甘休的。

### 安重根

朝鲜独立运动的领袖之一，早期曾在南浦设立学校致力于人才培养。1907年避难到沿海州，参加反日运动。1909年在中国哈尔滨成功暗杀了伊藤博文。

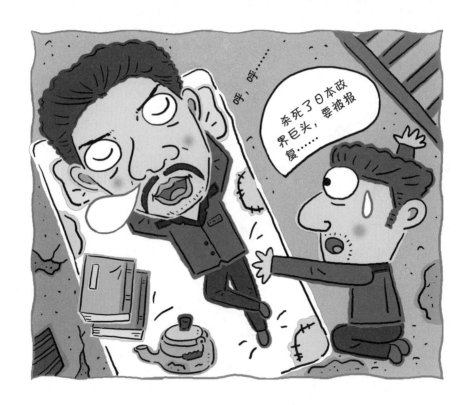

"呼……"

"唉……"

他们时而长叹一声，时而像丢了魂似的呆坐着。只有安重根哈哈大笑，说道："你们不是大丈夫吗？大丈夫有什么理由对自己正确的行为后悔或害怕？你们有什么可愁的？"

安重根始终表现出极其凛然的态度。他的大义凛然在睡觉的时候都能体现出来。他睡觉从没有辗转反侧的时候，很快就沉沉睡去，甚至打起呼噜。

不过，我们在这里要说的并不是安重根志士的英雄气概，而是他的呼噜。通常一个人打着呼噜睡觉，就会认为此时这个人的心里肯定是太平盛世。为什么会有这样的判断呢？

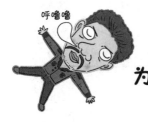

# 为什么男人比女人更爱打呼噜

"呼，呼……"

"哎呀，吵死了，怎么睡呀？"

睡觉时打呼噜其实是一种疾病。每次呼吸，介于鼻子和嗓子之间的褶皱都会张大并晃动，这样就出现了打呼噜的现象。特别是疲劳的时候，褶皱被撑开，鼾声会比平时还要大。陷入深度睡眠时，人们往往听不到自己的鼾声，鼾声也自然不会轻易中止。

神经敏感脆弱的人，即使在很疲劳的时候，对周围的声音也同样敏感，久久无法进入深度睡眠，这些人就很少打鼾。所以我们会认为，处在令人担忧的困境中，还能鼾声如雷的人是心理素质极佳的人。

从性别上看，睡觉打鼾的人以男性居多。电视或漫画中的人物里，打着呼噜睡觉的往往都是男性。据统计，男性打呼噜的概率比女性高8倍，而在睡眠中出现几秒钟呼吸暂停现象的概率则要更高。

为什么男性比女性更爱打呼噜呢？

英国的医生们找出了答案。1999年3月，英国的艾德博士在医学杂志《胸科》上发表了他的研究成果，证明男性比女性更爱打呼噜是因为男性的脖子比女性短、皮肤更厚，鼻子和嗓子间褶皱容易张大所致。此外，女性身体总体脂肪含量虽然高，但对男女颈部软组织的分布状态进行调查后发现，男性和女性颈部的脂肪几乎没有差异。

关于打呼噜还有其他一些不同的研究成果。日本的池松博士研究发现，下巴短、眼睛大的女子容易打呼噜。同时越是美女越是安静，睡觉习惯越是不好的女性越容易打鼾，到了中年打呼噜的现象还要进一步

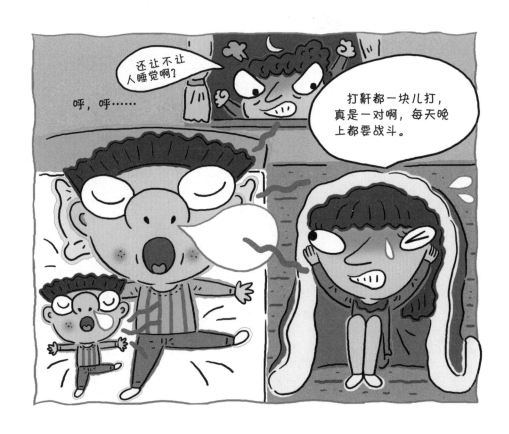

加重。这种差异源自于体形、心态等。

暂时的、轻度的呼噜没有什么大问题，但持续打呼噜就一定要引起注意了。打呼噜时，小舌会挡住呼吸道，出现暂时性氧气供应中断。在医学上，打呼噜严重，睡眠中呼吸不时中断的症状被称为"睡眠无呼吸症"，当这种症状加重时，就一定要及时到医院就诊了。

365全方位科学　　赶快治疗打鼾吧！

根据最新研究结果，打鼾严重的人，其承担记忆功能的大脑相应部分会有萎缩的危险。在打呼噜的过程中，当暂停呼吸后，再次开始打呼噜时，会导致传递到大脑的氧气不足，从而使脑细胞死亡。如果打鼾加重，会出现记忆力减退，注意力不集中等症状。打呼噜是迫切需要治疗的一种疾病。

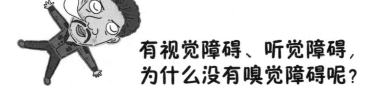

## 有视觉障碍、听觉障碍，为什么没有嗅觉障碍呢？

"那个人是视觉障碍者！"

"他是听觉障碍者！"

"我是嗅觉障碍者！"

"别开玩笑了。哪儿有嗅觉障碍者？听都没听说过！"

看不到东西称为视觉障碍，听不到声音称为听觉障碍，无法说话称为语言障碍。但为什么唯独"嗅觉障碍"这4个字让我们如此陌生呢？

其实，嗅觉障碍在现实的人群中是确确实实存在的。

嗅觉障碍是用于描述嗅觉出现问题时的医学用语，包括若干个不同症候。如完全无法闻到气味的"无嗅症"；只能闻到强烈的气味，无法闻到淡淡气味的"嗅觉减退"；还有能够闻到气味，但辨识错误的"错嗅症"。

"这既不是闻气味，也不是不闻气味！"

产生嗅觉障碍的原因主要有两个：一种是气味分

子进入鼻腔后无法被感知的情况。通常在由于感冒等引起的鼻内黏膜红肿或因积脓症导致鼻涕泛滥时，会出现这种情况；另一种情况是嗅觉神经受损，即使气味分子进入体内也无法产生反应。这种症状多发生在大脑受到损伤或出现异常时。

嗅觉障碍有可能是先天性的，也有可能是后天造成的，只有到专业医生那里接受诊断才能判断是否能够痊愈。正常人在长时间闻油漆味时也会出现暂时性的嗅觉障碍。不过，这种障碍是可以恢复的。

那为什么人们都了解视觉障碍、听觉障碍和语言障碍，却不知道嗅觉障碍呢？

原因还是因为嗅觉器官没有其他感觉器官发达。伴随着文明社会的形成，人类的眼睛逐渐趋于发达；舌头是随着语言的使用日渐发达；夜晚，人们仍然要依赖声音，因此听觉能力也得到了一定程度的进化。与此相比，嗅觉的必要性似乎略逊一筹，对于嗅觉能力的部分缺陷自然也不会很在意。所以，都不会把嗅觉障碍者归结到残障人一列。

但不能因为这样就无视嗅觉的重要性。嗅觉是有助于食欲的感觉，也是人类生存适应的最初的探知工具。

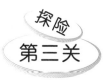

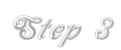

# 发掘鼻子和嗅觉的历史宝藏

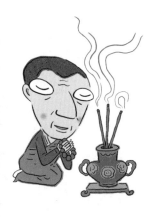

米开朗琪罗的雕塑作品《大卫像》的鼻子

西方人为什么有摸名人像鼻子的习惯

因为迷人的香气而流传的香妃故事

美洲原住民为什么认为吸烟是神圣的事情

朝鲜半岛第一个开始点香的人

香辛料的历史

预言者之间的对决

利用"毒药"摆脱困境的拉伯雷

求婚时为什么要献玫瑰花

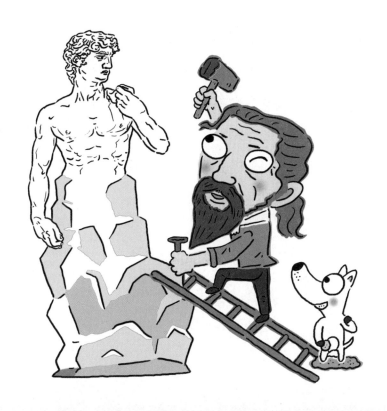

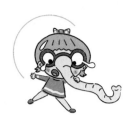

# 01 米开朗琪罗的雕塑作品《大卫像》的鼻子

说到"鼻子"，一定不能不提米开朗琪罗的故事。他的不朽名作大卫像以其鼻子的优美线条被世界公认。但谁也不知道这其中还包含着米开朗琪罗自己一段隐秘的伤心往事。

米开朗琪罗13岁才开始学习美术，但凭借超群的美术天赋，他的美术水平很快就超越了其他同学甚至是老师。心胸狭隘的老师开始对米开朗琪罗耿耿于怀，曾经独享老师器重的一个同学也对他心生嫉妒，怀恨在心。终于有一天，这个同学故意找碴打伤了米开朗琪罗。

"你这个晦气鬼！"

"我有什么错？"

"啪！"

**米开朗琪罗**
**(1475—1564)**

意大利画家、雕塑家、建筑家及诗人。主要作品有表现圣经中少年英雄大卫与哥利亚之间故事的雕塑《大卫像》《摩西》《末日审判》等。作为建筑家他完成了圣彼得大教堂的设计。他也给世人留下了很多诗作。

打架时，同学的拳头狠狠地击中了米开朗琪罗的鼻子，他的鼻子从此严重地歪曲塌陷了。

"美丽的容貌是对自己最好的奖赏，这世界没有任何喜悦能与此相比！"

每每想到这，和别人一样崇尚美的米开朗琪罗就会伤心不已。这件事后，他总觉得自己的鼻子长得太丑，对外表产生了不可化解的自卑心结。这种外表上的自卑，更加激励他沉醉于雕塑创作中。后来成为在绘画、雕塑、建筑等领域闻名世界的大师。但他个人却总是愿意以雕塑家自称，这可能也和他心里对外表的自卑情结有关系吧。

雕塑没有生命，但它是立体的，可以毫无保留地传达人体的各种感受。米开朗琪罗一生的大部分时间都在从事大理石雕塑的创作，只有少部分时间在进行其他领域的艺术创作。

在雕塑《大卫像》的过程中，米开朗琪罗倾注了一种特殊的情感。与以往其他艺术家创作的大卫像不同，米开朗琪罗没有沿用前人表现大卫战胜敌人后将敌人的头颅踩在脚下的场景，而是别出心裁地选择了大卫准备迎战时的状态。

在这件作品中，大卫是一个肌肉发达、体格匀称的裸体青年壮士形象，他充满自信地站立着，英姿飒爽，左手拿石块，右手下垂，头偏向左侧，面容英

**心结（或情结）**

对现实、行动或知觉产生影响的情感上的观念。瑞士精神病学家荣格通过语言联想实验对心结作出了科学的定义。生活中我们所说的心结，通常是指心中不易解决的问题，多用来比喻内心的感情纠葛。

俊，炯炯有神的双眼凝视着远方，仿佛正在地平线的远处搜索敌人，随时准备与敌人战斗。他的神态似乎是在休息，但躯体姿态表现出的紧张情绪，使人有强烈的"静中有动"的感觉。

《大卫像》还有一个不容忽视的地方，那就是鼻子。他（大卫）的鼻子高挺、俊朗，让我们不自觉又联想到米开朗琪罗的那个鼻子情结。正是为了弥补现实中自己鼻子的缺憾，米开朗琪罗在作品中创造了这样一个充满艺术美感的鼻子。

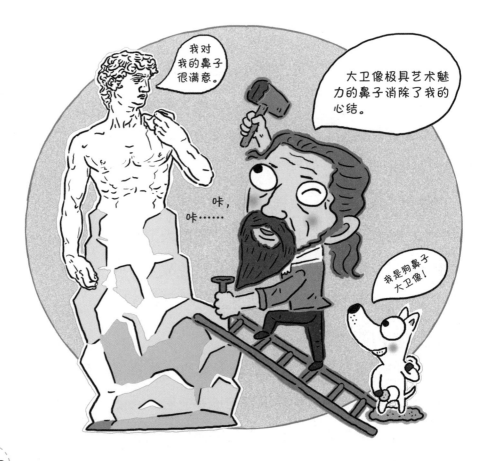

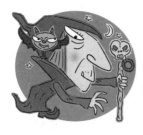

# 鹰钩鼻和朝天鼻的来历

从古至今，人们向来都喜欢俊男美女。古代的奴隶交易场所里，好看的奴隶都能卖出好价钱。今天，在很多的录取面试中也都往往要兼顾外貌。

虽然不同国家的人因为文化背景的不同，对美的标准也不同，但对有一个部位的认识标准却惊人的一致，那就是鼻子。只有鼻子模样端正的人，才能称得上美丽的。歪鼻子无一例外地被认为是丑的，过大的鼻子、过小的鼻子或变形的鼻子也都得不到什么好的评价。鹰钩鼻、猪鼻、朝天鼻、匹诺曹一样的鼻子等都属这个范围。

人们还坚信，鼻子的形状可以反映一个人的性格、品性和心理状态。我们来看看心理学的一些相关解释吧。

心理学的理论认为，人的面貌在成人之后会逐渐受到各自心态的影响，这就是所谓的"面由心生"。作为五官之一的鼻子也是如此。

心理学家们说，鼻梁塌陷、扁平的鼻子说明此人的性格特点中存在着比较明显的缺陷；鼻梁方向端正，说明品行端正、老练、有风度，同时有一定的艺术才华；肥厚的鹰钩鼻表明这个人处事周到，无论别人说什么都能坚持自己的想法；而长着朝天鼻的人性格里有很多喜欢漂泊的因子，它们中的很多人会选择背井离乡的生活，并且容易形成浪费钱的习惯。

"你看那个人鼻子那么尖，肯定很厉害！"

哈哈，看着上面的这些说法，很多鼻子长得不好

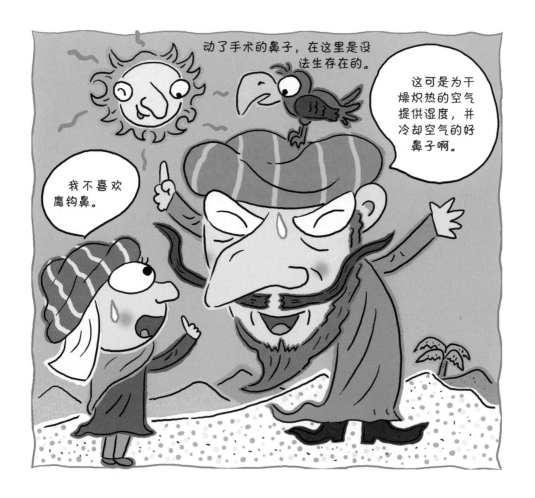

看的人可能就要开始唉声叹气了吧！

其实也不需要叹气啦，很多科学研究成果说明的只是一种广泛的、带有群体性的结论。而作为个体的我们，还是会有千差万别的区别的。所以，我们也不必要完全按理论来定义自己的生活。

生活中，并不是所有人的鼻形和命运都不是按照理论研究的结果发展的。随着科学的不断发展，越来越多的理论更多的作用是让人们用来参考和不断地改进的。

况且鼻子的形状更多的是在适应环境变化的过程中形成的。例如，生活在沙漠区域的人，他们鼻子的特征就是鹰钩鼻，这种鼻子的鼻尖朝下，非常适合于给干燥的热空气增加湿度并进行冷却。

"猪鼻"是指像猪的鼻子一样，从前面能看到鼻孔的鼻子；"朝天鼻"是指鼻尖向上抬起，鼻孔显露出来的鼻子。

鼻型在各人种间的差异大致表现为：

鼻根部的宽度，由宽到窄的顺序为：黑种人、黄种人、白种人。

鼻梁的高度：白种人最高，黄种人居中，黑种人最低。

鼻尖部的大小与圆钝：最大者为黑种人，黄种人居中，白种人为最小。

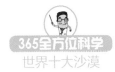

世界十大沙漠

1. 被雪覆盖过的沙漠：塔克拉玛干沙漠
2. 拥有蓝色湖水的沙漠：巴西的拉克依斯·马拉赫塞斯沙漠
3. 最大的盐沙漠：玻利维亚的乌尤尼颜原沙漠
4. 美丽的白色沙漠：埃及的法拉法拉沙漠
5. 鲜花盛开的沙漠：智利的阿他加马沙漠
6. 有大象出没的沙漠：纳米比亚的纳米比沙漠
7. 火红的红色沙漠：澳大利亚的辛普森沙漠
8. 炫酷的黑色沙漠：埃及的黑色沙漠
9. 最干燥也是最潮湿的沙漠：南极洲沙漠
10. 最大的沙漠：撒哈拉沙漠

鼻翼的宽度：黑种人最大，依次为黄种人和白种人。

鼻唇角，即鼻子与上唇间的夹角，白种人最小，依次为黄种人与黑种人。

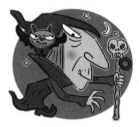

# 什么样的鼻子是漂亮的鼻子

什么样的鼻子才能称得上漂亮呢？要找到这个答案首先要了解人们对面部的认识。

根据英国BBC电台的报道，大部分英国人认为容貌端正的罪犯比拥有"典型犯罪型脸"的罪犯更容易获得提前释放的宽厚处理。在接受BBC调查的6万多名市民中，有40％的人认为，眼小、脸部扭曲、塌鼻梁，容貌丑陋的人更像是罪犯；只有29％的市民认为，容貌端正的那些人更像是罪犯。现实生活中，人们容易对长相丑的人产生警诫心理；相反对长得好看的人则容易产生好感。

BBC

英国公共广播电视机构。1922年10月由6家私营电器和无线电公司联合创建于伦敦。1926年被英国政府出资收购，1927年起成为公共企业。1936年建成世界上第一个正式播出的电视台。

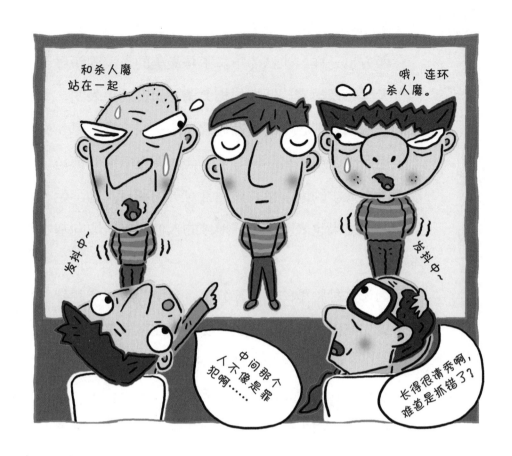

　　评价现代人的面孔时鼻子占的比重很大，但在古代却不是这样。

　　早在古代中国或者古朝鲜时期，女人的美丽与否通常由头发和眼睛、眉毛、嘴唇、额头等决定，鼻子占的比例不大。所以很多女人化妆的时候根本就不考虑鼻子。当时没有电视或网络，她们也无法与其他地区的女人进行比较。而且，那时都认为小鼻子更显可爱，还会故意在化妆的时候淡化鼻子，好让鼻梁显得不那么突出。

　　"像一轮弯月一样的眉毛、樱桃小口、白皙的皮肤"这就是我们对传统美女的判定标准。

西方也一样，也认为小鼻子是最美的。美国新墨西哥大学心理学者琼斯特的相关调查研究结果表明，人们普遍认为理想中的女性通常是额头窄、嘴唇厚、下巴短而小、鼻子更小的。参加此次调查研究的都是新墨西哥大学的大学生，此后针对英国和日本的学生们的实验结果也表明，不同地域的人们的判断取向基本相同。

因为这种脸型的下半部分小，会使得眼睛和颧骨显得更加突出，变大。这也是现代女性在做美容时，纷纷选择把颧骨变小和下巴部分变尖的原因。

小鼻子女性更显漂亮的原因还有一个，鼻子越小越显得年轻。男人们通常都喜欢年轻女人，而小鼻子能让女人显得更可爱和年轻。当然如果鼻梁太低，缩成一小团的鼻子也不会好看，关键是要匀称，才可以称得上是好看的鼻子。

不过，广泛比较的话，西方女性的鼻子还是普遍高于东方女性的鼻子。西方女性鼻子的平均长度是5.1厘米，高度是2.2厘米。很多东方女性在化妆时会刻意地去营造像西方女性一样的高鼻梁，其实，这种鼻形并不适合东方人的脸型，看来，还是自然的最好啊。

与女性的情况不同，我们常常认为男人的鼻子要高挺，适当地大才会好看。从侧面看，鼻梁挺立、坚挺有力的鼻子更有男性魅力。

　　瑞士科学家们调查了欧洲男性的平均鼻子大小，结果长度为5.8厘米，高度为2.6厘米。因为人们通常会对比较平均的外貌容易产生好感，所以，在欧洲，鼻子的大小最小也要达到前面提到的两个的平均值，才能说是漂亮的鼻子。

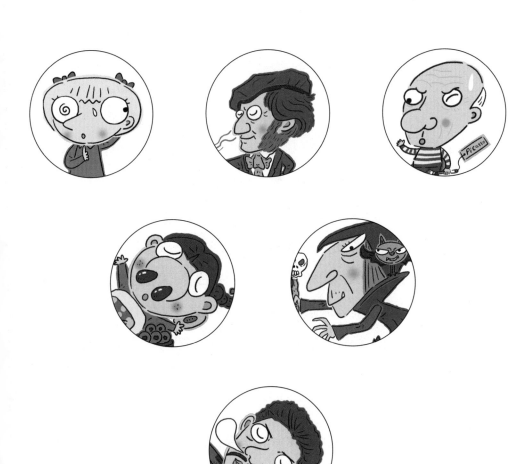

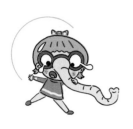

# 02 西方人为什么有摸名人像鼻子的习惯

**林　肯**
(1809—1865)

美国总统（1861—1865）。出身寒微，早年执律师业。1856年加入共和党，坚决维护联邦统一，主张废除奴隶制度。当选总统后，在美国"南北战争"时期先后发表了《宅地法》和《解放黑奴宣言》，使北方禁奴派最终获得了胜利。1865年被南方奴隶主指使的歹徒暗杀。

　　每当美国总统大选前夕，候选者们都会来到位于首都华盛顿的林肯纪念馆。这是因为，这些候选人想让选民知道自己和备受美国人尊敬的林肯总统的志向是一致的。

　　"走，去摸林肯总统的鼻子去！"

　　这些总统候选人还会找到林肯位于他故乡橡树岗的墓地，轻摸墓地入口用青铜打造的林肯头像，准确地说是轻轻触摸头像的鼻子。因为有太多人摸了林肯头像的鼻子，头像的鼻子都闪闪发亮了。当然也有很多人拍照留念。

　　"给我和林肯的头像照张相吧！照好看点儿！"

　　美国人为什么这么热衷于摸林肯头像的鼻子呢？这和"鼻息"有着密切的关系。

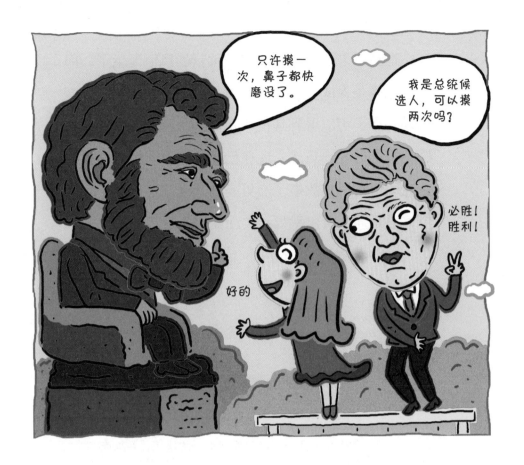

　　鼻息是指从鼻孔出来的热气。古代治疗疾病时还曾用到鼻息。你怀疑这是不是真的？当然是真的了！古代在给患者治疗时，就有往患处呼出鼻息的风俗。

　　鼻子是人体进行呼吸的重要器官，为了使鼻息的气力大大增强，古代人在治病时都会在瞬间强有力地呼出鼻息。这种"鼻息"象征着"神的恩典"。

　　正是源于这种古老的认识，让当时的人们把鼻孔当作了"灵魂的出入口""停灵的路"。在世界很多地方，至今都还保有堵住尸体的鼻子和嘴，不让灵魂出去的习惯，这些都是出于这个原因。

这种古老的认识又促使一种新的风俗诞生了，那就是触摸圣人或名人雕像的鼻子。西方人认为，触摸名人的鼻子可以得到其精气，得到幸运，是一种非常好的祈福行为。当然，现在已经很少有人知道隐藏在古老风俗背后的故事了，更多的人遵守这个古老的风俗，只是为了祈求幸福，实现美好的愿望。

365全方位科学　　　　碰　鼻　子

　　碰鼻子，是生活在西亚和北非沙漠中的游牧民族——贝都因人的一种问候方式。贝都因人在见面时会相互碰鼻子，表示久别重逢的快乐。在新西兰的毛利人中也流行这种礼仪，每当贵宾到来时，除了以传统仪式迎接外，主人还要向客人施以碰鼻礼。这种礼仪在毛利人居住的各个部落中也并不完全一样，有的只碰一次，有的连续碰两三次。毛利人认为，鼻子碰的次数越多，时间越长，彼此的关系越亲近，受到的礼遇越高。

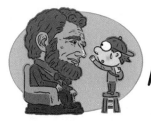

# 从好事变成坏事的吭气声
# （嗤之以鼻）

"哼！"

"你刚才是不是对我用鼻子吭声冷笑了？"

很多人聚在一起的时候，遭到别人的"嗤之以鼻"会让人感觉特别不愉快，因为这代表对方对自己的蔑视和不屑一顾。

但是，在遥远的古代可不这么看用鼻子吭气的行为。当时的人们会故意堵住从鼻孔里出来的气息，然后突然撒开，使自己发出这种用鼻子吭气的声音。这种吭气的声音和鼻息有些类似，更准确地说，"吭气"就是更短暂而又强有力的鼻息。

在古代，"吭气"也是鼻息治疗的一种，古人认为，这种一瞬间吐出的"特殊气息"会起到神奇的功效，好似神给的力量，是可以治愈一些疾病的。

"好，神已经给了你生气，马上就会好起来的！"

这种习惯现在也能看得到痕迹。魔术表演时，魔术师一边摸自己或者观众的鼻子，一边磨蹭的表演就是例子。

"我在你的鼻子上带走一点气！"

单纯的观众以为魔术师拿走自己的气后，将展示一个神奇的现象。实际上，这种行为只是为了方便魔术师用另一只手偷偷准备道具的一种转移视线的障眼法而已。但不管怎样，正因为从古就有"鼻息祈运"这一说法，才会有今天魔术的这种表现方式。

今天，"鼻息"或"吭气"已不再是人们向神祈福避凶的手段了，其包含的意义也有所改变。

现在，"吭气"变成了无视他人、对别人的话不屑一顾或讥笑的表现。当瞧不起别人或蔑视别人时，人们通常发出"哼！"的一声，并抬高下巴，借以表示自己作为强者的优越感。

不同的时代背景下，虽然同为"吭气"，但在行为细节上还是有所差异的，代表的意义也完全不同。如果用今天的观点看古代的"吭气"行为，对他们来说可就十分冤枉了。他们可不是像现代人那样仰起下巴，趾高气扬地"吭气"，而是接近患者后呼出鼻息。

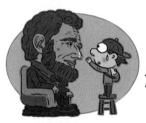

# 为什么摸"哈日方"石柱的鼻子

"看，这里有，摸了鼻子再走吧！"

"会有人发现的，快点你也摸摸！"

在朝鲜时代，很多女性看到"石像"（作为图腾的一种，常常立在村口）时就会偷偷地摸一下。除此之外，看到佛像也要摸摸鼻子。

石像是立在村口并刻有人脸模样的柱子。这种柱子有木制的也有用石头做的，两种柱子的分布都比较广。最开始，这种柱子用来作为指路的里程标志，后来逐渐演变为守护村子的守护神，而且石柱的数量开始越来越多。

石柱能在民间广为流传是因为它是象征"永恒"的石头和"驱鬼"神柱的完美结合。石柱的面部特征是大而圆的眼睛和粗厚的鼻子。瞪着的眼睛是为了驱散妖魔，粗厚的鼻子则象征着男性的力量。

朝鲜时代后期，天花到处传染使很多人死于非命。贫贱的老百姓因为穷，没钱找大夫看病，只能借助石柱祈求神灵的保护，因此民间开始争相立石柱以驱灾避难。这一时期的石柱上雕像的面部表情通常是

## 天　花

天花是由天花病毒引起的急性传染病。主要表现为发高热、全身发抖、循序出现成批的丘疹，变成疱疹，最后变成脓疱。若在结痂前触碰，就会留下疤痕，即麻子。这是一种传染性非常强的疾病，死亡率很高。现在，该疾病已被人类消灭，种牛痘就可以预防，仅存于部分研究中。

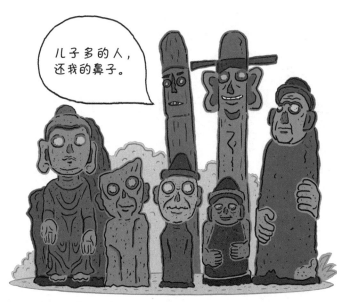

儿子多的人，还我的鼻子。

平和的，主要是受佛教的影响。

在韩国的济州岛有很多这种石柱，当地人称为"偶石木"。这种偶石木的主要特征是瞪着的双眼、拳头大小的鼻子以及紧闭的嘴唇。到了20世纪以后，济州岛人逐渐将这种石柱改称为"哈日方"或"石头哈日方"。在济州岛方言里"哈日方"是"爷爷"的意思。

不过不要误会，朝鲜时代盛行的这种摸鼻子的风俗与西方人的摸鼻子风俗两者的内涵可是完全不同的。那时候的女人们摸石柱或者佛像的鼻子和西方人摸鼻子祈福以及用"鼻息"治疗是没有半点联系的。

她们之所以会去摸石像或是佛像的鼻子，只是因为鼻子是象征着男性性器官的。为了求子，女人们才会争先地去摸"男性"象征物。有些着急的女人们干脆把从石柱的鼻子部分磨出来的粉吃掉，祈求神灵能赐给她们一个儿子。今天，当我们在韩国游览时，如果看到一些古时候保存下来的石像或者是佛像的话，仔细观察一下就会发现，这些雕刻物的鼻子都是又光又滑的。呵呵，都是被女人们摸光滑的呢。

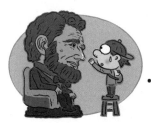

# 小丑的红鼻子

从很久以前开始，男性对鼻子的关注就已经超过女性。单是形容鼻子形状的词汇就有蒜头鼻、大鼻子、草莓鼻，等等。男人们都以拥有一个大鼻子为荣。例如音乐家肖邦虽然只是个体重都不到50公斤的骨瘦如柴的人，但从来都是泰然自若，脸上总是带着自信的笑容。有人说那正是因为他有一个"巨大的鼻子"，美鼻给了肖邦无比的自信。

但如果鼻子太大，模样奇怪可就要被人笑了。古希腊把长着朝天鼻的人叫做"愚蠢的傻瓜"；在韩国常常取笑鼻子大的人是"大鼻头"；酒喝多后鼻尖变红就要被取笑为"草莓鼻"。

这些传统的观念已经深入人心形成了固定的认识。小丑剧中的红鼻子就是最典型例子。全世界最著名的小丑皮埃罗为什么总戴着一个大红的假鼻子呢？

答案可以追溯到古希腊时代。古希腊的演员们在剧场通过演出来批判社会时，充分利用了人们对外貌丑的人通常会怀有宽大情绪的特点。虽然只是表演，但如果从一个正常人的角度对统治者说他们不爱听的话，就会很尴尬，甚至会招来杀身之祸。但如果通过小丑的嘴说出来，效果就不一样了。所以演出时，演员们都在脸上抹上白粉，戴上朝天鼻，如此这般地用搞笑的方式诉说着心中的不满。

到了16世纪，在意大利喜剧中有一个叫皮埃罗的小丑，他常常穿着皱皱的衬衣，配着圆圆的荷叶领子和宽大的裤子，脸上抹着厚厚白白的粉末，画着夸张的、大笑着上扬的鲜红嘴唇，带着大大的、朝天的红色假鼻子。整个面部表情呈现出一种夸张的、令人激动的笑容，但是，在他的左眼下方又始终画着一滴大

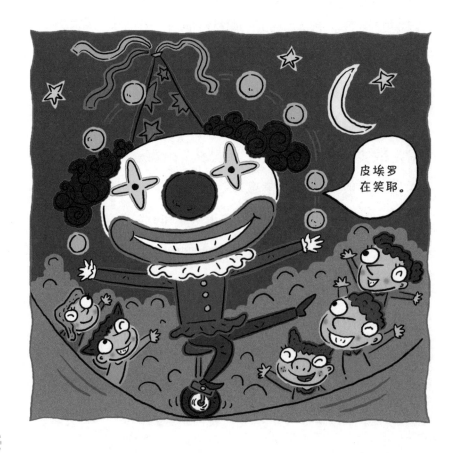

皮埃罗
在笑耶。

大的、欲滴落脸庞的、晶莹的泪滴。

皮埃罗是意大利戏剧中最经典的小丑形象，他那带着泪滴的笑容触动着几个世纪的观众。后来，法国人感动于小丑皮埃罗的眼泪，用皮埃罗的形象做主角创作了一大批经典哑剧。英国人则更喜欢小丑皮埃罗的快乐朝气，创作了小丑"乔伊"的形象。美国人则仿造英国创造了"赫博"的形象。

"你看那个小丑总摔跤，真像个傻子！"

"呵呵，看那鼻子，像喝醉的酒鬼的鼻子!"

"反正太逗乐了！好玩！"

从此后，虽然各国戏剧中小丑的名字不尽相同，但白色的脸和红色的鼻子却无一例外是共通的。小丑形象的脸谱化也从另一角度表明了，和古时候人们对朝天鼻的评价相似，如今的"红鼻子"已成为傻瓜、出丑的人的代名词。

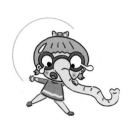

# 03 因为迷人的香气而流传的香妃故事

"你什么时候都是这么美，你身上的香气太让人陶醉了！"

"您的夸奖让我诚惶诚恐，感谢您的厚爱！"

1734年，一个小女孩出生在中国新疆维吾尔和卓族的一个家庭。小女孩的父亲是部族的一个贵族首领。到了乾隆皇帝年间，小女孩的家族因为帮助皇帝平定边疆叛乱有功而被赏赐。

她和家人一起搬到了北京居住，当年的小女孩也出落成美丽的姑娘。为了巩固边疆的稳定，这位美丽的姑娘嫁给了乾隆皇帝，并最终被册封为"容妃"，也就是传说中的"香妃"。

据传说，香妃生得容貌俊俏，能歌善舞、多才多艺。特别是她身上能自然散发出一种奇香，香气袭

**乾隆皇帝**
(1711—1799)

全名爱新觉罗·弘历。清代皇帝，年号乾隆。1735 年 —1796 年在位。在位期间平定准噶（gá）尔部，消灭天山南路大小和卓木的势力，镇压边疆叛乱……开博学鸿词科，访求书籍，完成《明史》《四库全书》等论著。开创了"乾隆盛世"，自称自己为"十全老人"。1796 年初，禅位给皇太子。

人，既不是花香，也不是粉香。乾隆皇帝也被她深深地吸引住了，深得宠爱，几次陪同乾隆皇帝南巡。

虽然有关香妃香气的故事只是一个美丽的传说，但是从这个侧面也说明了，人们还是喜欢好闻的香气的。那么，人身上真的能产生像花香一样的香气吗？答案是肯定的。很多女性身上都有各自的香气。只是这种香气的量太少，很难闻到。当然能散发出花香一样浓重气味的人还是极少数。身上有香气的人并非只有香妃一人。汉武帝曾经宠爱的李氏夫人据说身上就有兰花的幽香。

汉武帝
(前156—前87)

即刘彻。西汉皇帝。前140年—前87年在位。以儒术为其统治思想，加强了中央集权。曾派张骞两次出使西域，加强了对西域的统治，发展了经济文化，促进了中西方的互动交流。同时，平定边疆，保障了北方经济文化的发展。

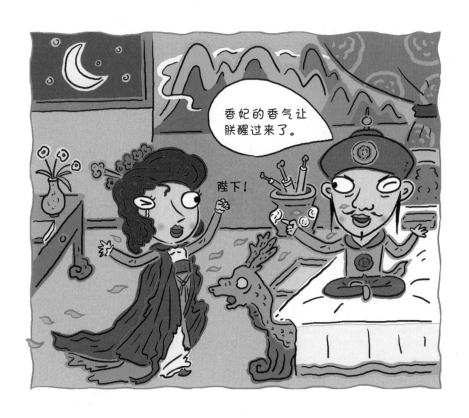

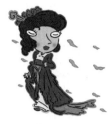

# 谁第一个使用了香水

正因为香气拥有强烈的诱惑人心的魔力，人们才会沉迷于它。没有香气的假花做得再逼真，也不及鲜花的魅力，原因就在于相比花的外形，花香才是花儿更重要的象征。

香水正是在这种需求下产生的。古代的上流社会女性会把从植物中提取的精油和蜜蜡混在一起后，抹在头发上，使之散发香味。头上的蜜蜡慢慢融化，流到脸和脖子上，产生香气，从而引起别人的关注。埃及艳后克丽奥佩特拉就曾把干鸢尾等放入葡萄酒中，再加入松脂和蜂蜜制成了一种名为"基沃"的特殊香料。

不过现在我们通常所说的香水是指把香料放入酒精稀释后的液体。1370年，这种香水最先在匈牙利出现。

"把匈牙利水洒到身上，有很好的香气！"

"真的？我也试试看！"

欧洲的女人们都开始争相购买匈牙利水，并在与心爱的男人约会时使用。后来的英国女王伊丽莎白一世也

**蜜　蜡**

蜜蜂为了建造蜂房而分泌的物质。

**伊丽莎白一世**
(1533—1603)

英国女王，1558 年～1603 年在位。在位期间依靠新贵族和资产阶级稳定了国内局势，厉行专制统治。1588 年，击溃西班牙"无敌舰队"，初步奠定了英国的海上霸权地位。鼓励海外殖民，在东方扩张势力，成立英国东印度公司。

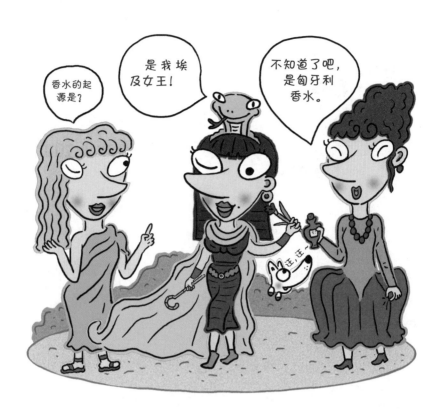

十分钟爱"匈牙利水"，也因为此，波兰国王深深地被她吸引，还曾向她求婚呢。女性最初使用香水也是为了吸引自己钟情的男子。

与此相比，男性使用香水的历史却起源于另一种机缘。

17世纪中叶，德国科隆的香水制造者制作了第一款以清凉为目标的男性用香水。清凉香水，意思就是能够让人产生清爽、愉快感觉的香水。用了这种香水后不仅可以让人产生愉悦的心情，还能掩饰汗味，让男人们更容易接近女人。此后，这种香水在欧洲男性中被广泛使用，它不溶于汗液，能够抑制汗味的特殊功效，直至今天都是男性用香水的重要特征。

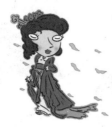

# 为什么法国的香水业如此发达

**梅第奇家族**

梅第奇家族在文艺复兴时期起到了重要的推动作用。我们不能说，没有梅第奇家族就没有文艺复兴，但可以肯定地说，没有梅第奇家族，意大利的文艺复兴绝对不会达到我们今天所看到的辉煌成就。我们所熟知的达·芬奇、拉斐尔、米开朗琪罗、波提切利等大师都曾得到过梅第奇家族的资助，甚至很多享誉世界的名作都是属于这个家族的定制作品。例如，达·芬奇的《最后的晚餐》、波提切利的《维纳斯的诞生》。

16世纪香水开始迅速在全欧洲风行，不仅是为了吸引异性的关注，它也是保持健康的重要手段。在当时，随着蔷薇花或百合花等制作的香水广泛用于热病和头痛的预防，人们甚至开始为香水狂热起来。到18世纪，香水因为过度地被使用，已经成了一个社会问题。为此，1770年英国议会公布了如下法令：

"利用香水、粉、化妆品等进行诱惑，扰乱正常管理秩序的女人将被定罪为魔女或娼妓，和这些女人结婚在法律上无效。"

一句话，16～18世纪几乎成了香水时代。但真正引领这次流行风潮的不是英国人，而是法国人，这个人就是从意大利嫁到法国的凯瑟琳·德·梅第奇皇后。凯瑟琳出身于意大利富豪梅第奇家族，嫁给法国国王弗朗索瓦一世的二儿子亨利后来到法国生活。两人的联姻促成了两国政治同盟关系，同时也给法国带来了很多改变。当时的法国人用刀切开肉片之后，还是用手抓着吃，是她从意大利引入了叉子；同时通过从意大利带来的厨师，建立了法国优雅的饮食文化。

她还带来了意大利的调香师，在法国巴黎传播了香水文化，促成了后来法国香水产业的繁盛，调制出无数种香水。

为什么有这么多种类的香水呢？这是因为，每个人的喜好不同，香水种类当然也就会跟着多起来。

拿破仑和妻子约瑟芬都非常喜欢紫花地丁的花香，所以经常在身上喷洒带有紫花地丁香气的香水。约瑟芬去世的时候，拿破仑甚至在她的墓旁种下了紫花地丁以慰亡灵。

"约瑟芬，闻着这迷人的香气好好安息吧！"

**拿破仑**
(1769—1821)

法兰西第一帝国皇帝。1804年加冕称帝，建立法兰西第一帝国。特拉法尔加海战和远征俄国失败后退位。兵败后被流放到厄尔巴岛，期间曾逃回法国，复辟100天，滑铁卢战役失败后，拿破仑再次被流放于圣赫勒拿岛，1821年病死于该岛。

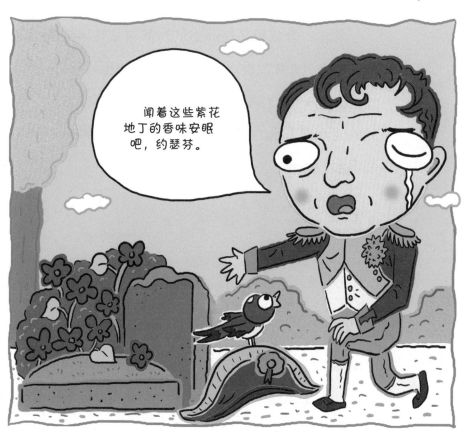

闻着这些紫花地丁的香味安眠吧，约瑟芬。

1921年，法国时尚界著名品牌香奈儿首次推出了最初的人工合成香水"香奈儿5号"。这款香水是第一款在天然花香和动物香料中，加入合成香料制成的香水，它开创了人工香水的新时代。为什么叫"5号"呢？这并不是缘于什么特别的原因，只是因为这款香水是调配师们研究出来的第5个样品，并且投入了生产。所以便有了"香奈儿5号"这个名字。

后来，美国著名女演员玛丽莲·梦露在一次采访中，有一位记者问她喜欢穿哪款睡衣时，梦露回答道："香奈儿5号。"这富有神秘色彩、令人充满想象的回答使得"香奈儿5号"的知名度直线上升。

其实，梦露只是在沐浴的时候喜欢往浴缸里滴几滴"香奈儿5号"香水，所以她幽默地回答说是穿着"香奈儿5号"睡觉。不管怎样，"香奈儿5号"已经成为女性香水的经典代表，法国也逐渐被人们认为是香水的故乡。

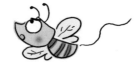

# Tell me why

## 演员与奥斯卡金像奖

提到演员，特别电影演员，几乎没有人不想得到奥斯卡金像奖的。奥斯卡金像奖就是电影界的"诺贝尔奖"。

奥斯卡金像奖的正式名称是电影艺术与科学学院奖，自1929年首次颁奖以来，至今已有近一百年历史。

奥斯卡金像奖每年评选、颁发一次，评选规则相当严格，让该项奖成为电影艺术界的权威。而且奖项绝对保密，不到揭晓那一刻，谁都无法获知有谁会赢得殊荣。

能捧得奥斯卡小金人的电影人自然拥有无上荣誉，不过，提名就是荣誉，但凡入围评选的，也都是佼佼者了。

一年一度的颁奖典礼无疑是一场巨大的盛会，能应邀参加颁奖典礼那绝对是莫大的荣幸。颁奖典礼的举办地洛杉矶在这一天可谓是星光璀璨，足以吸引全世界的目光。

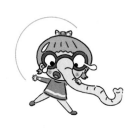

# 04 美洲原住民为什么认为吸烟是神圣的事情

"那个人在干什么呢？"

"是啊，嘴里吐着烟，还往天上送？"

哥伦布发现新大陆的时候，看到当地的原住民在用和今天一样的方式吸烟。打听过后才知道，当地人因为笃信烟有很好的药效才会如此钟爱吸烟。很快，哥伦布就把烟介绍到了欧洲，并创造了使吸烟成为一种流行的契机——以治疗头痛为宣传手段，使烟作为医药品的一种被引入了西班牙。

"这个东西太神奇了，头疼的时候一吸就不疼了！"（现在看来，这是一种多么荒谬的理论啊！人人都已经知道吸烟是有害健康的。）

1550年，法国驻葡萄牙大使听说了烟的效果，把当时很珍贵的烟末带回了自己的祖国法国。他把这

**哥伦布**
(1451—1506)

意大利航海家。相信"地圆说"。在西班牙国王斐迪南二世的资助下，横渡大西洋，先后到达古巴、海地等岛，并发现了美洲新大陆。因为误认为所到达的地方就是印度，所以将当地居民称为"印第安人"（意为"印度居民"）。

种宝贝作为治疗药剂献给了因头痛饱受折磨的法国王妃。烟中的尼古丁成分进入人体后，可以使神经兴奋或麻痹，从而暂时缓解或消除头痛症状。

直到16世纪，人们通过科学研究才发现烟中所含有的这种尼古丁成分并不是什么好东西，认为它是对人体有益的甚至是能治病的物质的观点纯粹是谬论。尼古丁是一种有害的物质，长期吸食尼古丁，不仅会让牙齿变黄，还会出现中毒现象，给人体带来致命的伤害和疾病。

另外，哥伦布当时的认识并不全面，原住民并不只是用烟做药剂，每次吸烟，他们都要怀着虔诚的心看着天空。当时的原住民认为天上的神用彗星作为引燃物，在坚硬的木头上点火后，人们看到的烟雾就是云彩，所以自己也可以通过吸烟的形式把烟散布到天上。

"天上的云彩就是神仙要给我们降雨的信号！"

"那我们用烟表示一下感谢吧！"

"是啊，有神的保佑，我们才能过上这和平的好日子啊！"

"吸烟吐出烟雾，产生的香气还能解决头痛的问题，多好啊！"

正是出于这种现在看来完全是错误的认知和信仰，原住民才会认为吸烟是一种神圣的事情。

**尼古丁**

烟草中含有的一种生物碱。有刺激性气味，有剧毒，能使神经系统先兴奋然后抑制，大量的尼古丁能麻痹神经组织。

135

当部落举行仪式的时候，原住民都会特意做一根管子来吸烟。吸烟对于他们来说是一种祈求和平、并向神表示感恩的象征性的行为。后来的葡萄牙和西班牙船员们，为了大肆宣传烟草，获得更多的经济利润，才会把烟与治疗头痛联系在一起，把它从美洲引入欧洲，并从欧洲传播到了世界的每一个角落。英语中表示"烟草"的单词"tobacco"就是来源于原住民对烟管的称呼。

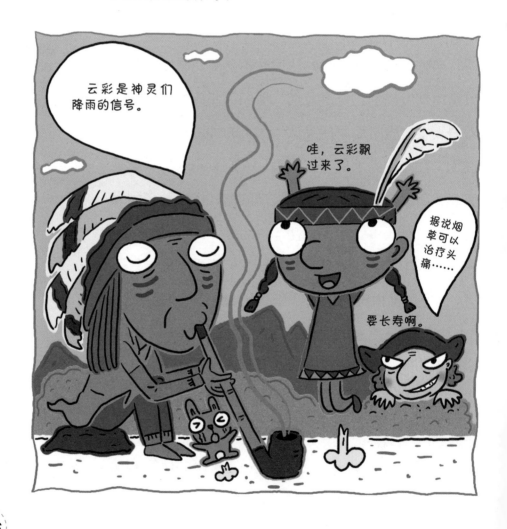

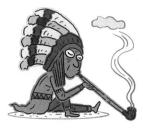

# 献给神的香气

把好的香气献给神的并不只有美洲原住民。古代很多地区都穷尽全力为神献上最好的香气。香气无疑于是给予嗅觉的最豪华的盛宴。

"弄出这样的香气，神能感觉到吗？"

"说什么呢？香气虽然没办法用手捕捉，但它真实地存在于世间，同样，灵魂虽然看不见但却分明存在，所以使用香气和烟来向神表达心意是最好的。"

"请您闻闻这香气，并赐福于我们！"

正是出于这种认识，很多地方（不同文化圈）在祭祀神灵时，都要点燃上等的香料，把香气和烟送到天上去。烟是可以看到的视觉信号，而香气则是可以用鼻子闻到的嗅觉信号。虽然人们自己摸不到，但为了最大限度地表示自己的心意，才会想出这些办法。

就好像"香水"这个词，它的英文来源于拉丁语，在拉丁语中最初的意思即为"通过烟"，这也正好反映了上述人们借用烟和香气膜拜神灵的情绪。

在古代宗教仪式中，香气非常重要。不论是东方还是西方，在祭祀前都要把自己的身体清洗干净后，点燃香树树枝进行香熏，或用香叶汁涂抹全身。这些都是为了用香气去除不好的气味。圣经故事中也有很多关于香气的故事，古埃及人为了膜拜阿蒙，还经常向神殿供奉香料。

阿蒙作为古埃及的神话人物，在古埃及鼎盛期曾被奉为最高的神。"阿蒙"在古埃及语中意为"被隐藏的存在"，基督教在做完祷告时说的"阿门"一词就是来源于此。

古埃及人在今天的利比亚沙漠特意为阿蒙修建了一座神殿，为了向这位伟大的神奉上独特的香气，古埃及人将骆驼的粪便经过处理后制成了一种特殊的香

## 阿 蒙

古埃及底比斯的主神，后因底比斯的兴起而成为全埃及的主神，代替了原古埃及太阳神——拉的地位，成为太阳神。后来与拉融为一体，成为阿蒙—拉神。传说中的阿蒙神一般以一位英俊威严的男子形象出现，但从来没有对人露出过自己真正的形象。

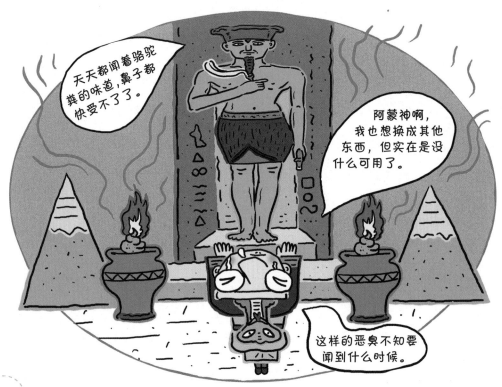

料。这种香料燃烧后会产生一种特殊的香气，这种香气的气味极其刺鼻。尿液中的主要成分"氨"的英文单词就是来源于拉丁语中意为"献给阿蒙神的气味"的单词。

献给神的香料不仅是植物。曾创造美洲大陆中部地区文明的阿兹特克帝国，每逢在重大事件之前，都要杀死活人后取出心脏供奉在神殿里。他们常常把心脏举向迎着太阳的方向，意思是要把还在跳动的心脏中散发的热气和气味献给上天。他们认为虽然心脏的气味不是很好，但把最珍贵的人体器官祭奠给神灵，能够代表他们虔诚的心。

**365全方位科学**　　阿兹特克帝国

墨西哥的印第安人古国。1325年阿兹特克人经过长期迁徙后，建立了今墨西哥城。15世纪中期对外扩张，到了16世纪初势力已经伸展到太平洋沿岸和墨西哥湾一带。有着相当发达的农业及手工业。一般被称为"阿兹特克文明"。后毁于西班牙殖民者手中。

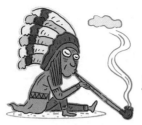

# 驱鬼的气味

香气被人们充分利用的同时，不好的气味也得到了部分人的充分利用。韩国就是一个典型例子。在韩国也有把香气献给神灵的习惯，但同时也有用不好气味驱鬼的习俗。

这种习俗来源于人们对香气和臭味的区分观念。通常人们坚信连人都讨厌的气味，鬼怪肯定更不喜欢。古时候，除夕晚上的"元日烧发"习俗就是这么产生的。

在那个时候，人们把平时梳头时掉下的头发小心地保存到油纸里包好。一年365天，每天掉下来的头发都不能拿到门外随随便便扔掉，在油纸里妥善保管后，除夕晚上拿到门外烧掉。

"为什么要烧头发呢？"

"烧头发时不是会散发难闻的气味吗？就用它驱鬼！"

"哦！所以为了助燃采用油纸包啊！"

"对，没错！"

"可头发直接扔掉不就行了，为什么还要包在纸

## "元日烧发"

韩国的一个古老习俗。指把一年中，梳头发时掉下来的头发保存好后，在除夕的午夜12点时到自家大门外烧掉的习俗。据说这样做，可以赶走病魔。这和中国"除夕"的习俗有些相似。

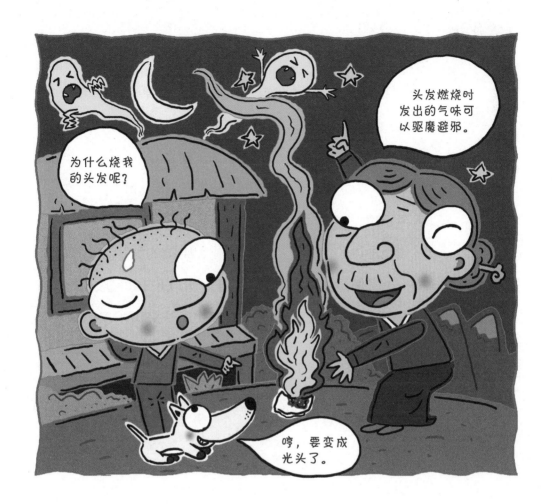

里？"

　　"头发是从父母那里得到的身体的一部分，不能随便扔掉。用火烧后送到天上才是道理。人不就是从天上来，最后还要回到天上去吗？"

　　"那为什么偏偏在除夕晚上烧呢？"

　　"除夕的午夜12点又正是新一年的开始，鬼怪又常在晚上活动，这时候烧才能把鬼怪从家里赶走！"

　　今天的韩国已经很少见到这种习俗了，但无论是古代还是现代，对头发烧焦的味道却都是无一例外的反感。可以说，对气味的判断是人的本能，这种本能是从人类形成初期就开始并一直延续下来的，不会改变。

在韩国，人们通常用"香气"泛指好的气味，用"气味"表示不好的气味，这种传统观念源自于古时候，现在已经成为人们约定成俗的用法了。

韩语中，"香气"一词来源于中国的汉字，"气味"一词来源于韩国本土语言，所以说，韩国人对"香气"的好感来源于起初更喜欢用外来语（汉语）的人们的使用习惯。就好像有人认为同样的话用英语表现才能显得更有知识一样，对于"香气"这一词的优待也是出于这种习惯。

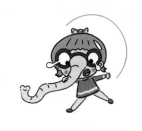

# 05 朝鲜半岛第一个开始点香的人

大约在中国的三国时期前后，朝鲜半岛也出现了三个部落鼎立的局面，历史上称为"三国"。有一次，高句丽的和尚墨胡子来到了新罗的一个郡（现在的庆尚北道），宣传佛教。当时的新罗很少有人信奉佛教，大部分人对佛教这种陌生的宗教存有戒心。为此墨胡子在一个叫做毛礼的人家挖了个洞藏身后，静静等待着时机的到来。

"不要着急，慢慢想想如何让新罗人接受佛教！"

正好此时中国南北朝的使臣来到新罗，带来了上好的布料和香作礼物。但新罗的国王和臣子们都不知道这些香的名字或用法。

"这么细的棍儿是做什么用的啊？"

| 三 国 |
| --- |

三国是朝鲜半岛南部古代居民的总称。包括马韩、辰韩和弁（biàn）韩三支。三国各有首长。先为中国汉代乐浪、带方郡制约，后独立发展。主要包括新罗、百济和高句丽等。

| 墨胡子 |
| --- |

第一个在新罗宣传佛教的高句丽和尚（生卒年不详）。他来到新罗后，藏在毛礼的家中，后来开始宣传佛教，并创建了永兴寺。

**143**

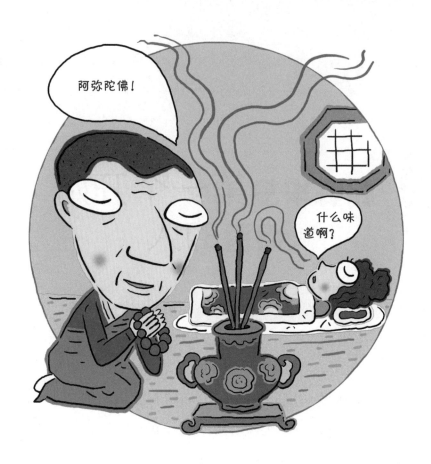

"陛下恕罪，微臣也不知啊！"

"那让人拿着那个东西到处问问！"

就这样，几个人分别拿了一点香，分头开始在整个新罗境内询问。

"知道这是什么东西吗？"

"那不是棍儿吗？哎呀，怎么这么容易断啊？恩，不清楚！"

从商的毛礼把香拿给墨胡子看后，墨胡子说道：

"这个东西叫香，点燃后会有很浓的香气出来！"

"为什么要点燃，然后散发出香气呀？"

"香气是献给神明的珍贵礼物。点燃上等的香后诚心祈祷，就会有好的结果。"

得到墨胡子这样的回答后，毛礼向新罗国王禀报了香的用法，这个困扰全国的谜才算解开。还有传说记载，说当时恰巧新罗公主突然病倒了，虽然叫来御医看病，但仍然没有起色。着急的国王不得已邀请了墨胡子和尚，并让墨胡子点燃香，祈求公主痊愈。

墨胡子熟练地点燃了香后，一边背诵佛经，一边等待着香气弥漫。公主的病竟真的痊愈了。国王非常高兴，厚谢了墨胡子，并允许他在国内传播佛教。哈哈，这个传说现在看来当然是不可能的事，只是一种虚构的说法而已。

这也是在朝鲜半岛第一次点香的经历。墨胡子也成了朝鲜半岛第一个点香的人。

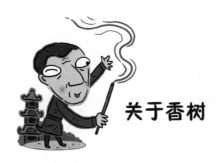

# 关于香树

那么，香是用哪些材料做成的呢？这些材料大致可以分成两类：一种是香树、白檀、沉香、丁香等植物材料，另一种是麝香、龙涎香等动物的分泌物。麝香是雄麝的肚脐和生殖器之间的腺囊的分泌物，干燥后呈颗粒状或块状，有特殊的香气，有苦味，可以制香料，也可以入药。龙涎香是灰色或黑色的蜡状芳香物质。是抹香鲸肠胃的病态分泌物，类似结石，可以做香料。

寺庙里使用的香大都是用植物做成的。初期是把带有香味的树细细地铺上一层使用，后来则把各种材料磨成粉末后练香。刚开始的香都是用粉末做成的块状物，后来技术越来越发达，就形成了今天棒状的线香。

有时干脆用散发香气的树建造神殿。所罗门在建造耶路撒冷寺院时，就使用了材质坚硬的香树材料。古希腊贵族们则在新婚时，用香树制作婚床。当然，他们的使用目的是不一样的，寺院使用香树是为了保持清醒的头脑，进行虔诚的祷告；而新婚夫妇使用香树却是

## 沉 香

常绿乔木，叶子卵形或披针形，花白色。生长在热带和亚热带地区。木材质地坚硬而重，黄色，有香气，可以入药。也叫伽（qié）南香。

## 所罗门

古代以色列——犹太王国国王，生卒年不详。在位期间发展工商业，划分行政区域，建立征税征贡制度，并大修宫室。据记载，所罗门是一个智慧过人的人。

为了在弥漫的香气中，共度二人的好时光。

通常，这些香树都是喜阳性植物，背阴面生长迟缓；向阳面生长迅速，抗性也强。香树能够散发强烈的香气，从而激发人体内脏的活力，并具有清醒剂的作用。

此外，强烈的香气还能发挥驱虫的作用。正因为香树有这么多的优点，人们才如此喜欢它。

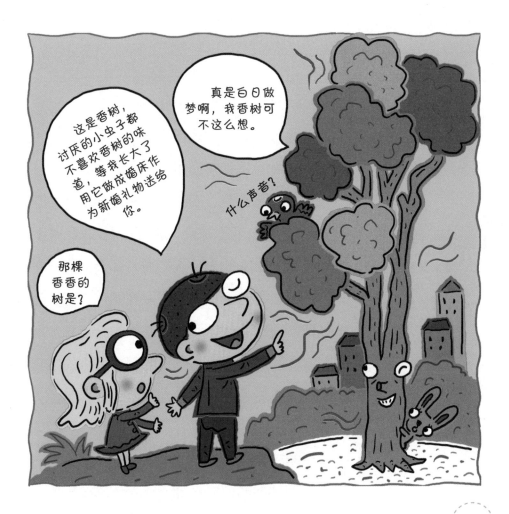

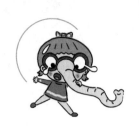

# 06 香辛料的历史

"快来吧，看这么多好东西！"

"今天又进了什么新货？"

"去看看不就知道了！"

在古希腊雅典，商贩们卖东西时都会大声吆喝。不过吆喝的人可不是商人自己，而是受雇于商店老板，专门赚吆喝的人。人们通常都会认真仔细地听那些人吆喝，因为这些人除了做商品广告外，还大声报出包括新公布的法律和关于宗教的新信息。而且吆喝的人宣传的商品要么是从别的国家引进的品质上乘的东西，要么就是新奇古怪的东西，很容易让人产生好奇心理。

"明天开始，严禁在街上扔垃圾了！"

"刚从西西里岛新进的好吃的乳酪！"

**西西里岛**

地中海最大的岛。属于意大利。大部分是高原，多火山，多地震。有硫黄、石油、天然气等矿藏。

148

"快来闻闻从阿拉伯过来的超级好闻的香水吧！"

"从东方过来的能让食物更好吃的香辛料喽！"

吆喝的人坐在岩石上或站着大喊着各类商品的信息。人们听到这些信息后，可以直接找到商店看看或是买些自己喜欢的东西。随着小店的增加，这些专门吆喝的后来逐渐消失了，但他们曾经在商品宣传上发挥的作用却是不可抹杀的。

在无数的商品中，人们最关心的是什么呢？那就是"香辛料"。

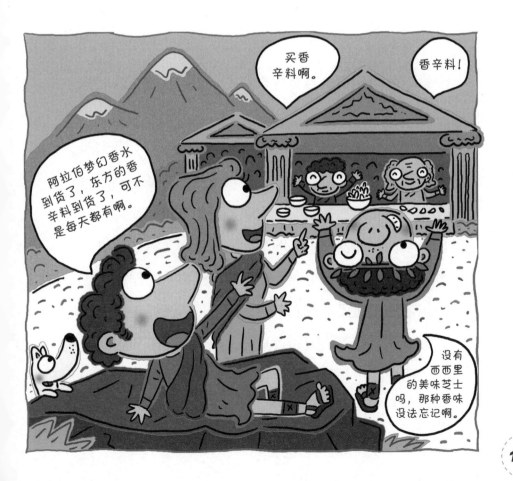

"香辛料"指的是给食物添加辣、香等味道的调味料。胡椒、辣椒、蒜、葱、芝麻、桂皮等都是比较有代表性的香辛料。只要用一点香辛料就能让食物的味道焕然一新，散发诱人香气，从而有效地刺激人们的食欲。

"又用完了，还得再买点！"

香辛料不仅是一种美味的食品，而且还有保存食物等多种功能。但这么好的东西在欧洲可是稀缺物品，只有在遥远的亚洲才能买到。先要到达遥远的阿拉伯，再骑上骆驼跨过沙漠，或长时间与汹涌的波涛战斗后才能买到香辛料。因此，当时的香辛料价格也是不菲的。

"如果能再快点把香辛料安全运到这里，就能赚大钱了！"

很多人都有这样的愿望。终于在1492年，受到西班牙国王资助的哥伦布载着大家的梦想，从欧洲西海岸出发了。虽然在航海过程中，哥伦布没能找到太多的香辛料，却发现了美洲新大陆，从而改写了历史。欧洲的人们开始在美洲大陆栽植自己喜欢的作物，找来当地的原住民帮他们干活，甚至从非洲抓来奴隶为他们工作。可以说因为香辛料，他们开始了征服原住民的历史。

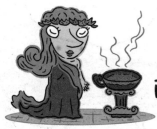

# 西方人钟情于胡椒的由来

欧洲人比较喜欢的香辛料是胡椒，它的原产地是印度。在今天，胡椒是一种司空见惯的廉价的香辛料，但在16世纪以前，胡椒的价格极其昂贵，几乎可以和黄金对等交换了。甚至在中世纪，当人们想表现一种东西很贵时，通常都会用"跟胡椒一样贵"来形容，时而还用胡椒代替钱来使用，胡椒发挥了名副其实的货币的作用。到底胡椒为何会受到如此高的礼遇呢？

胡椒最早传入欧洲是在古希腊时代，当时只有极少一部分人可以品尝到它的美味。胡椒在当时非常稀缺，因而限制了它的广泛传播，但只要是用过胡椒的人都会千方百计地寻找买胡椒的途径。

"为什么在肉里撒胡椒？"

"为了防止肉迅速腐烂，还能去肉的腥味。"

在没有冷藏设备的古代欧洲，胡椒不仅可以防止肉的腐烂，还能去除异味，可谓是一箭双雕的特效调味料。

## 胡　椒

常绿藤本植物，叶子卵形或长椭圆形，花黄色。果实小，球形，成熟时红色。未成熟的果实干燥后果皮变黑，叫黑胡椒；成熟的果实去皮后色白，叫白胡椒。有辣味，是一种调味品，也可入药。

## 腐烂（腐败）

由于微生物的作用，蛋白质或脂肪等有机物被分解的过程，或分解现象。在腐烂过程中，通常会散发出独特的气味或产生有毒物质。

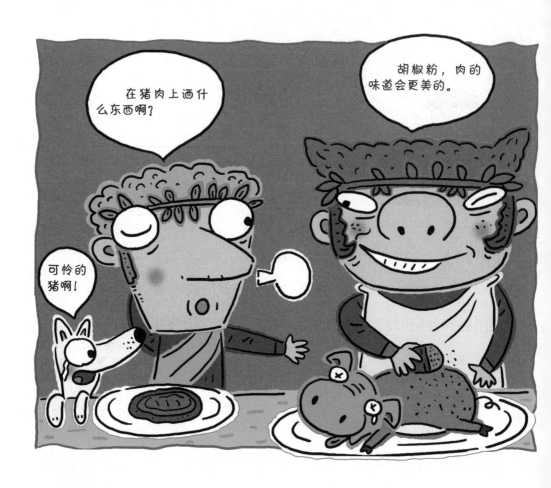

　　爱吃肉食的欧洲人在杀死动物后很少能当时就全部吃掉，通常都是吃掉一部分后，把其他部分储藏起来备用。他们经常在肉上撒上盐或把磨得很细的肉放入肠子里做成香肠。可是这样做出来的肉非常咸，很难吃。用了胡椒后这种情况大大地改善了。当欧洲人把撒了胡椒的肉晾干后发现，不仅腥味没有了，肉质还变得非常嫩，而且不易腐烂。不仅如此，在烤鱼或煮鱼的时候撒上胡椒，食物还能散发出奇特的香味，激起人们的食欲。胡椒还能消除吃完食物后嘴里残留的异味。

　　从此，胡椒自然而然地成了喜欢吃肉的人们的生活必需品，消费量也越来越大。14世纪中叶，欧洲发生大规模瘟疫——"黑死病"，黑死病席卷整个欧洲大地，夺走了当时欧洲总人口1/3的生命。幸存下来的人们为了更好地保存食物，大量采用胡椒做保鲜剂。胡椒的需求量急剧上升。

　　从饮食角度看，胡椒是一个神奇的魔法师。它可以去除食材中的异味，让食物产生一种特有的香气。我们经常见到的黑胡椒是把未成熟的绿果实晾干后制成的调料，黑胡椒具有强烈的香气。如果把完全成熟的胡椒果实晒干后磨成粉就是白胡椒，相比黑胡椒味道更加清淡。摘下来晾好的胡椒如果过早磨成粉，花椒香会飞散出去。所以，在欧洲几乎每家或每个餐厅都备有可以现磨胡椒的工具。

**"黑死病"**

也叫鼠疫，是一种急性传染病。病原体是鼠疫杆菌，老鼠、兔子等动物感染了这种病之后，再由跳蚤传入人体。主要症状是高热、头痛、淋巴结肿大、全身皮肤和内脏出血。

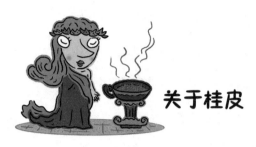

## 关于桂皮

严格地说桂皮有两种；一种是把桂树皮剥下晾干的中国产桂皮，另一种是斯里兰卡产的肉桂。在韩国，中国产的桂皮气味比较重，主要用来制作药材，为药用材料；斯里兰卡（或印度）产的桂皮味淡、色泽稍浅，主要功能是食用。

因为桂皮的香气十分独特，古罗马人在受尊敬的人死后，都要点燃桂皮，用桂皮香缅怀对死者的尊敬和爱戴。16世纪的欧洲，当人们得到别人的帮助时，也会点燃桂皮借以表示感谢之心。

桂皮香气中含有的成分像抗生素一样能够杀死细菌，具有抗菌作用，还能消除霉菌。所以人们在传染病传播时，也会口服桂皮粉。

桂皮有加重甜味的功效。欧洲一些地区利用桂皮的这个特征，在制作苹果派、苹果酱或甜蛋糕的时候也会放入桂皮。

"韩国的水正果（韩国传统食品）中好像也有桂皮香呢！"

> **抗生素**
>
> 某些微生物或动植物所产生的能抑制或杀灭其他微生物的化学物质。多用来治疗人或禽畜的传染病。也用作催肥剂、消毒剂、杀虫剂等。旧称抗菌素。

没错。水正果就是在用生姜、桂皮煮的水中加入砂糖或蜂蜜煮开，冷却后，放入柿饼和松子做成的。水正果中的桂皮，味道既甜又有点微辣。它能产生令人愉快的清凉感受，还有提神的作用。这些功效正是由桂皮的主要成分桂皮油蒸发的时候发挥出来的。

"可是，水正果里为什么要放松子呢？"

那是为了达到营养均衡的目的。柿饼味道好，还含有丰富的维生素，但如果多吃会因其含有的单宁酸产生便秘。此时一起摄入松子（松子中含铁），松子中的铁成分可以吸收丹宁酸防止便秘和贫血。这就是为什么在吃水正果的时候，最后在上面撒几粒松子的原因。

## 维生素
### (vitamin)

人和动物所必需的某些少量有机化合物，对机体的新陈代谢、生长、发育、健康有极重要的作用。一般由食物中取得。现在发现的维生素有几十种。

## 单宁酸

学名"鞣酸"。五倍子的主要成分。淡黄色无定形粉末。易溶于水，完全水解后得到没食子酸和葡萄糖。通常从五倍子中萃取制得。用作鞣剂、收敛药及制墨水的原料。

水正果就是把柿饼子放到桂皮和生姜熬制的汁和蜂蜜的混合物中吃。

没放松子啊，加入松子营养就会均衡了。

不是酱油啊，唔唔，好甜啊。

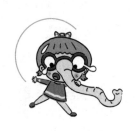

# 07 预言者之间的对决

## 卡尔斯

古希腊神话中有名的预言家。他参加了希腊军队的特洛伊远征军，并预言"如果得不到阿喀琉斯的帮助将无法得胜"。同时，他还预言"特洛伊战争将持续9年，第10年特洛伊城将被陷落"。

## 特洛伊战争

《荷马史诗》中古希腊和特洛伊之间的战争。战争源于特洛伊王子诱拐了斯巴达王妃。相传这场战争持续了10年，古希腊的勇士们最终利用"木马计"攻陷了特洛伊城。

卡尔斯是特洛伊战争时期活跃在古希腊的预言家。在当时众多的预言家中，卡尔斯因"用木马可以夺去特洛伊城"的预言而声名鹊起。不仅如此，他本人的死也和预言有关。

为了喝到最鲜美的葡萄酒，有一天卡尔斯种了一株葡萄。可看到这棵葡萄树的一位预言家告诉卡尔斯，他将喝不到用这株葡萄酿制的葡萄酒。卡尔斯听到这个预言后，轻哼一声，说道：

"用我自己的双手做我喜欢葡萄酒，怎么可能喝不到？真是无稽之谈！"

当那棵葡萄结出果实后，卡尔斯就迫不及待地摘下葡萄酿制了葡萄酒。卡尔斯为了证明那个预言家的预言是错误的，特意请来了那个预言家。他举起葡萄

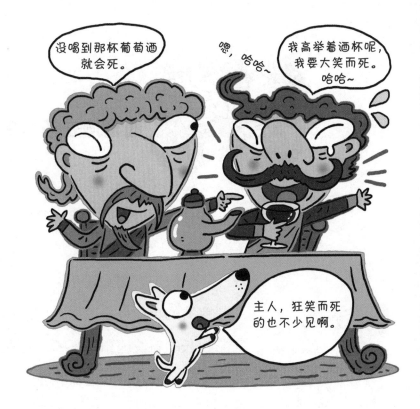

酒说道：

"现在我们验证一下你的预言是错误的！"

"什么话？你等不到喝下那杯酒，就会死去！"

看到那个预言家不承认自己的预言是错误的，卡尔斯把酒杯举到唇边，再一次说道："我马上就要喝下这杯酒了，这样也不承认你的预言是错误的吗？"

"没错，你喝不到那杯酒就会死去的，不会错的……"

还没等那个预言家的话说完，卡尔斯就迫不及待地想要喝下那杯葡萄酒。这时的卡尔斯因自己将要证明那位预言家的预言是错误的而狂喜，大笑了起来。

没想到因为卡尔斯的大笑，预言竟应验了。科尔斯大笑不止，最后因窒息而死亡。看起来很荒唐的事情就这样发生了。

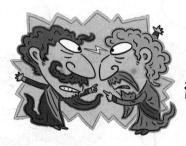

# 葡萄酒在西方受到欢迎的原因

为什么西方人如此喜欢葡萄酒呢？这个原因和葡萄有关。

很久以前，葡萄就开始在欧洲栽培，由于葡萄在干旱瘠薄的土地也能正常生长，所以在其他作物无法正常生长的斜坡地和砾石多的坡地都有被广泛栽种。

在干旱地栽种的葡萄能够把根延伸到土壤深处吸收营养。在这样的土壤条件下结出的葡萄含有丰富的矿物质且具有独特的香气。

相比之下，在肥沃土地中生长的葡萄，虽然结实量大，但品质却远不如干旱贫瘠土地上生长的葡萄。这也是栽培地区不同葡萄的口味和香气也有所差别的原因。

葡萄甜酸且具有香气，吃完可以增加食欲。葡萄皮上的粉末中因含有天然糖分而散发着浓香。葡萄富含糖分（葡萄糖、果糖），有利于消除疲劳，各种维生素和无机质丰富，可以有效促进人体的各类活动。

因为葡萄具有以上特性，从公元前开始，由葡萄酿制的葡萄酒就受到了人们的喜爱。由于葡萄中含有

**矿物质**

指生物体生理机能所需的矿物性营养元素，如钙、钠、钾、铁、磷等。

**无机质**

泛指具有无机化合物性质的物质。如骨骼、组织、体液等中包含的钙、磷、水、铁、碘，这些物质是生物体不可缺少的营养元素。

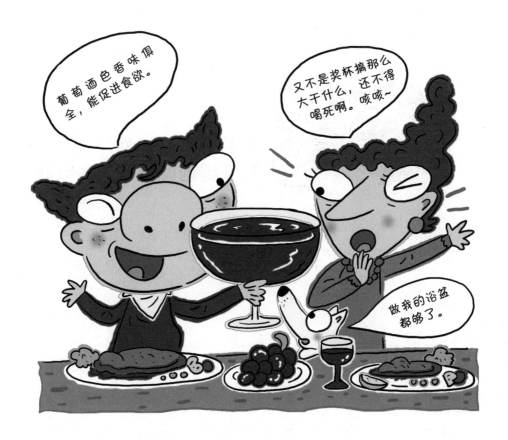

酵母成分，压破葡萄后可以自然发酵，不用费太多的力气就可以酿制葡萄酒。而且葡萄酒本身又具有酸甜可口的味道，因此，在水质不好的欧洲常把葡萄酒当做水的替代品饮用。

古希腊人和罗马人常常在喝葡萄酒的时候，搭配以肉类或面包，并渐渐形成了固定的饮食习惯。希腊人把深红色的葡萄酒稀释到水中后饮用，罗马人则用面包蘸着葡萄酒一起吃。当时统治着整个欧洲的罗马人到处修建农场，栽种葡萄。很多修道院为了举办各种宗教仪式，也对葡萄的栽培倾注了极大的热情，整个欧洲就在这个过程中，逐渐成为葡萄酒的天堂。

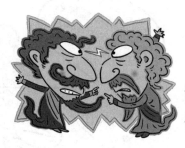

# 葡萄酒品酒师为什么要仔细地闻葡萄酒的气味

随着葡萄酒在欧洲的热销，出现了一种新的职业——"葡萄酒品酒师"。葡萄酒品酒师就是判断葡萄酒的产地和制作时间，同时评判葡萄酒品质好坏的人。

如何鉴别葡萄酒呢？不会是把瓶子里的酒倒入杯中大口地喝一口后，说出个人的感受吧？答案当然是否定的。葡萄酒的鉴别不仅要尝味道，还要闻气味。

葡萄酒的味道和酒香并不完全一致。根据栽培地和制造地的不同，味道和酒香都不同。葡萄半成熟和完全成熟后的香气也完全不同。葡萄在未完全成熟的时候，散发出酸酸的气味防止其他动物接近，当果实完全成熟后则会散发甜甜的香味，招来昆虫和其他动物。所以，用半成熟的葡萄和完全成熟的葡萄酿出来的葡萄酒口感和香气必然有所差异。根据放置酒桶的不同，香气也有差别。由于葡萄酒在橡树桶中保存的时间长短不同，葡萄酒的橡树香气也会或浓或淡。

所以，葡萄酒品酒师在喝葡萄酒之前，都要先用鼻子闻一下。之后把很少的葡萄酒含在嘴里，让葡萄

## 橡 树

泛指槲（hú）树、柞树等栎类植物或用其制成的木材。这些木材木质坚硬多用于家具、船舶等的制造。

酒和舌头充分接触。这时，葡萄酒的香气一方面从嘴外进入鼻内，另一方面通过口腔进入鼻腔内。葡萄酒的香气如此强烈，如果不先闻葡萄酒的香气根本无法鉴别酒的品质。

那么，葡萄酒品酒师都是具有特殊嗅觉的人吗？其实也不一定。除了对某种气味过敏的人以外，具有正常嗅觉的人，谁都可以成为葡萄酒品酒师。嗅觉能力不是本能，随着反复训练和练习次数的增加，嗅觉功能也能相应地增加。

如果每天都进行嗅觉练习的话，不知不觉中，哪一天你也有可能达到专业品酒师的水平呢！除了葡萄酒品酒师，香水专家和化妆品专家也一样，他们都要时常保持鼻内的清洁，并通过嗅觉训练，提高嗅觉能力。

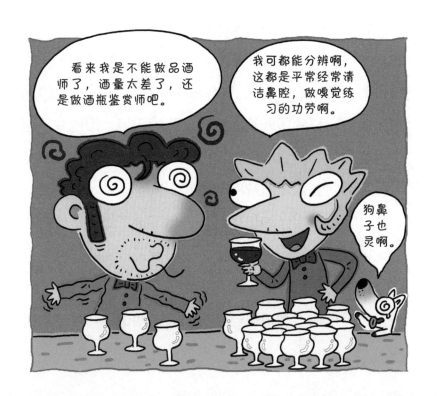

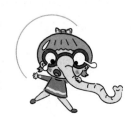

# 08 利用"毒药"摆脱困境的拉伯雷

## 拉伯雷
### (1494—1553)

法国作家。受过修道院教育。后入蒙彼利埃大学学医,成为名医。最著名的作品是长篇小说《巨人传》。提出过著名的"做你所愿意做的事"的信条。

## 莎士比亚
### (1564—1616)

英国文艺复兴时期戏剧家、诗人。主要作品有悲剧《罗密欧与朱丽叶》《哈姆雷特》《麦克白》《李尔王》《奥赛罗》,喜剧《威尼斯商人》,历史剧《亨利四世》《查理三世》等。

拉伯雷是和英国作家莎士比亚齐名的文学家,是16世纪法国文学的代表作家。我们要讲的故事是在他接受当时的法国国王弗朗索瓦一世的命令到罗马完成使臣使命后回国时发生的。

拉伯雷完成任务返回法国,路经里昂的一个村庄时他身上的钱用光了。虽然跟旅店的人表明身份后,就可以得到帮助从而解决面临的困境,但他并不愿那么做。

"怎么才能解决问题呢?"

拉伯雷仔细想了15分钟后下定了决心。他自称是刚长途旅行回来的医生,以要发表特别的研究结果为由把村子里的医生都召集到了一起。

拉伯雷利用自己掌握的医学知识,开始了演讲。

早在大学时他就已取得了医师许可，还有几年的行医经验，所以很多深奥的医学知识都难不倒他。当医生们对他的演讲感叹不已的时候，他突然关上门很神秘地对大家说：

"如果你们肯保守秘密，我就告诉你们一个天大的秘密！"

医生们默默地点了点头。这时拉伯雷拿出了两个纸包。其中一个纸包上写着"国王用毒药"，另一个纸包上面写着"王妃用毒药"。

"我此次去罗马其实是为了研究毒药，这些纸包里放着的毒药都是剧毒，只要吃一点就会马上死去。这种毒药是没有解药的。现在我就是要拿这些药到巴黎，毒死国王一家。他是残忍的国王，我一定要毒死他！"

听到这里，医生们开始偷偷地离开座位，最后只剩下拉伯雷一个人。没过多久村子里的警察便找上门来逮捕了拉伯雷。原来医生们不同意拉伯雷对国王的看法，偷偷报了警。

拉伯雷被定罪为重犯，很顺利地被押到了巴黎。当然费用是里昂政府负担的。弗朗索瓦一世为了亲眼看看这个暗杀犯，把拉伯雷叫到了王宫。

这时，拉伯雷脱掉了便装，并把事情的经过一五一十地讲给了国王。听完来龙去脉的国王在赞叹

拉伯雷机智的同时，也对里昂忠诚的大臣们大加夸
奖。

　　此后，人们就把在餐厅或酒家吃饱喝足后，因
为没有钱付账而战战兢兢的时间称为"拉伯雷的15分
钟"。

　　不过，话又说回来，真正的毒药有味吗？又会是
什么味呢？

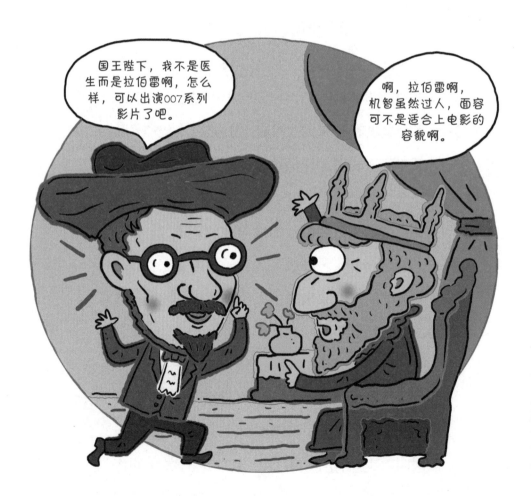

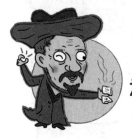

# 为什么毒药和剧毒物都很难分辨

从古至今毒药（或剧毒物质）都是危险物品。误食后会对身体造成很大的伤害甚至是失去性命。所以，在古时候，想杀死某个人时经常用到毒药。国王下令赐毒药给某人也是典型的例子。

有这样一个发生在中国唐朝的传说。唐太宗十分赏识朝中大臣房玄龄的政治谋略，根据当时的习惯打算赐给他美女。可是却被房玄龄拒绝了。唐太宗心想，是不是因为房玄龄的夫人卢氏嫉妒心太强才不愿意接受朕的赏赐呢？于是他叫来房玄龄的夫人，用很威严的语气说道：

"我这里有两瓶掺了毒药的酒，如果想活就不能再有嫉妒心，如果还要继续嫉妒下去，就把这毒酒喝了吧！"

听到此话后，房玄龄夫人立刻将酒杯里的酒一饮而尽。不过房玄龄夫人并没有死，因为那瓶子里装的不是毒药而是食醋。后来，唐太宗也拿房玄龄夫人的倔强没办法，只好把房玄龄叫来安慰一番，赏赐美女

**唐太宗**
(599—649)

即李世民。中国唐代皇帝，李渊的第二个儿子。隋末随其父起兵反隋，李渊称帝后，封为秦王。626年，发动"玄武门之变"，继帝位。在位期间推行良政，使社会经济所有发展，并积极促进与各少数民族的贸易和文化交流，还将文成公主嫁给吐蕃赞普松赞干布，加强了汉、藏两族的联系。

**房玄龄**
(579—648)

中国唐初大臣。长期执政，是唐太宗的重要助手。曾奉诏修订法律，并重撰《晋书》。

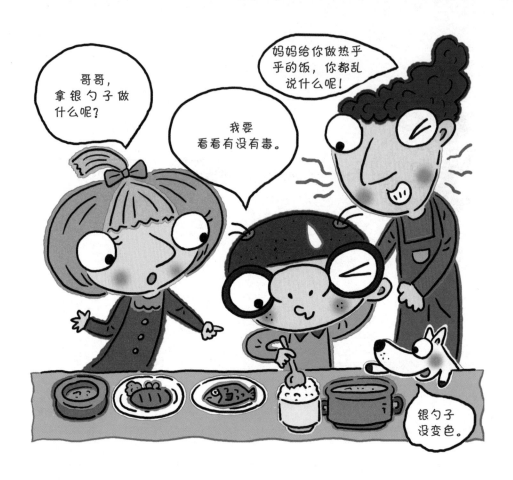

的事也就不再提了。

不仅在中国，韩国也有给犯人（地位较高的犯人）赐毒药（酒）的习惯。这时所赐的毒药通常简称为"赐药"。赐药是一种剧毒物质，会使服用的人在历经身体的极度痛苦后死去。它有一种类似于大蒜的气味，当然被赐死的人因为恐惧根本不会去仔细品味它的气味。

"那是不是所有毒药都有味呢？"

大部分剧毒性物质都有强烈的气味，只有很少数的毒药是没有气味的。那为什么即使是有气味的毒药，有的人也认为没有气味，安心吃后导致中毒身亡呢？

那是因为大部分毒药都是无色的，而且极微小的量就可以致人死亡。即使是有气味的毒药，因为量太小，也是很难被闻到气味的。

所以在古时候，对别人存有敌意的人，通常在味道比较浓的食物或饮料中掺入少量剧毒物，试图杀死对方，而怕被下毒的人则用银制的筷子或餐具确认食品中是否有毒。银在碰到硫黄成分时会变黑，但这种反应仅限于对含有硫黄的有毒物质，并无法分辨出所有的毒药。单纯依赖于嗅觉，人类是远远无法防止有毒物质的摄取的。

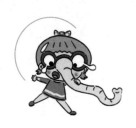

# 09 求婚时为什么要献玫瑰花

很多人都喜欢玫瑰花。在很多国家对人们最喜欢的花进行调查后发现，排在第一位的基本都是玫瑰花。这是什么原因呢？

在西方，早在公元前3000年的时候，玫瑰花就已经被冠以"花中之王"的美誉。古希腊神话中提到，美之神维纳斯为了把大地装扮得更加美丽，在希腊罗兹岛（Rose）撒下花种，所长出来的就是玫瑰（Rose）。

玫瑰花首先美在其形态上。玫瑰花是好看的重瓣花卉，单单看一朵花也能给人以多样的立体感受。此外它还有鲜艳的颜色和扑鼻的花香。和大部分花不一样，玫瑰花没有蜜，因此无法招蜂引蝶运送花粉。为了引诱昆虫，顺利传递花粉，玫瑰花只好借助娇艳的颜色和浓烈的香气吸引昆虫的眼球并使其驻足。一般情况下，颜色鲜明，气味也会随之更浓烈，玫瑰花就属于此类。

人也是被玫瑰花的颜色和花香深深吸引，才会喜欢上这种花的。沉醉于玫瑰花中的可并不单单是女人，男人也对玫瑰花情有独钟。传说埃及艳后就因为深知这种道理，在诱惑罗马将军安东尼时，用惊人数量的玫瑰花装饰了她的寝床，两人共沐爱河。

罗马帝国皇帝赫利泊洛斯痴迷于玫瑰花，甚至达到了病态的状态。他在酒中装入玫瑰、食物中放入玫瑰、沐浴时也要放入玫瑰，几乎终日与玫瑰为伴。就连他死亡时，也是吃了带有玫瑰香的药后死去的。

**查理·施特劳斯**
**(1864—1949)**

德国的作曲家、指挥家。是德国后期浪漫派的代表作曲家。他的作品主要为标题音乐，代表作品有歌剧《莎乐美》《玫瑰骑士》等。

今天，很多国家的男女在表白爱慕之心时都要使用玫瑰。18世纪以澳大利亚为代表的欧洲地区曾经风行这样一种风俗。在男女双方的订婚仪式上，把将银制的玫瑰花献给订婚女方的人称为"玫瑰骑士"。受这种风俗的影响，玫瑰被认为是象征着"热情之爱"的花，从此以后玫瑰花也变成了爱情之花和求婚的专用花。1911年，查理·施特劳斯以这种银玫瑰风俗为题材创作了歌剧作品《玫瑰骑士》。

有意思的是，玫瑰花也有能抓住女人心的神奇力量。准确地说，女性比男性更喜欢玫瑰花。玫瑰花中含有能够刺激女性荷尔蒙的成分，当女性闻到那种香气后会愉悦无比。求婚时把玫瑰花作为礼物，无论从视觉效果还是嗅觉效果都有显著提高的原因就在于此。

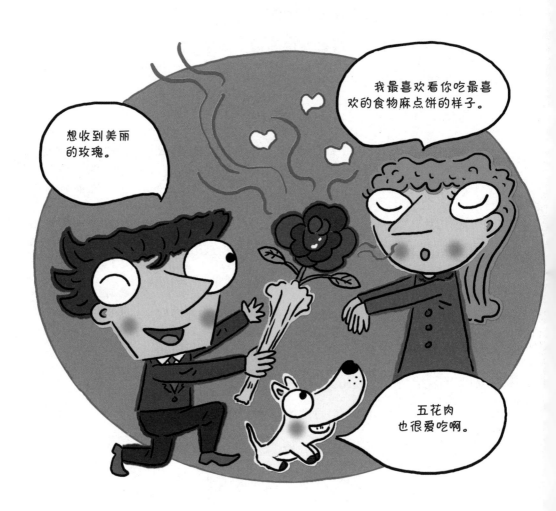

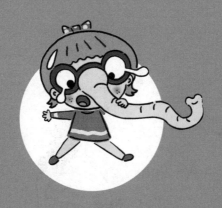

餐厅的美食图片会刺激我们的食欲；

香水广告会引起我们嗅闻香味的冲动……

五感，就是这样不知不觉、时时刻刻地在影响着我们。

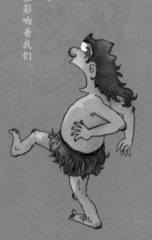